Erfahrungen
und
Untersuchungen
über den
Menschen.

Von

Karl Franz von Irwing,

Oberconsistorialrath, wie auch Rath bey den Directorien des Joachimsthalischen Gymnasiums und der Domkirche.

Dritter Band.

Berlin,

im Verlage der Realschulbuchhandlung.

Inhalt
des dritten Bandes.

Fortsetzung
des vierten Theils.

Von den Geistesfähigkeiten des Menschen, und der menschlichen Seele, in so weit sie der Grund davon ist.

1. Was

Inhalt.

Folgen

Inhalt.

Fortsetzung
des vierten Theils.

Von den
Geistesfähigkeiten
des Menschen,
und von
der menschlichen Seele,
in so weit sie
den Grund davon in sich enthält.

Eilfte Abtheilung.
Der Verstand überhaupt.

§. 173.

Von den menschlichen Erkenntnißkräften überhaupt.

Das Gewahrnehmungsvermögen, das überhaupt der menschlichen Seele so wie der thierischen eigen ist, muß in so fern als leidend angesehen werden, als die Veränderungen der Nerven, wodurch allein Gewahrnehmungen in der Seele veranlaßt werden, nicht unmittelbar und zunächst von dieser selbst, sondern von Ursachen herrühren, die außer ihr liegen (§. 100) Dieses leidende Gewahrnehmungsvermögen des Menschen giebt zweyerley Erscheinungen. Einmal ist es Empfindungsvermögen, oder die Fähigkeit der Seele, nach Beschaffenheit der Sinne und der Organisation desjenigen Körpers, den sie beseelt, von den Gegenständen außer sich, in dem Maaße, als diese auf jene wirken, Gewahrnehmungen zu bekommen. Zweytens ist es entweder leidendes Gedächtniß oder leidende Phantasie, in so fern als solche Veränderungen der Nerven, weder unmittelbar von äußern Gegenständen, noch durch Wirkung der Seele selbst, sondern allein durch die Mitwirksamkeit der Nerven, oder die Association der Ideen nach gewissen Verhältnissen, verursacht werden.

Das Empfindungsvermögen muß hiernach offenbar nur bloß auf die Gewahrnehmung dessen eingeschränkt bleiben, was allein die von äußern Ursachen unmittelbar in Bewegung gesetzten Nerven der Seele vorstellig machen.

Folg-

Folglich kann dasselbe sich auf weiter nichts als allein auf reine Empfindungen erstrecken, und so lange sonst noch nichts als das bloße Empfindungsvermögen in einem beseelten organisirten Geschöpfe vorausgesetzt wird, so lange können auch die Ideen desselben, die vom Gedächtnisse und der Phantasie gewirkt werden, ebenfalls nichts anders als reine Empfindungsideen enthalten.

Hieraus ist von selbst klar, daß aus dem Empfindungsvermögen allein genommen, es sey übrigens die Organisation der Werkzeuge noch so vortheilhaft, doch in Ansehung der Seele mehr nichts folge, als daß sie bloß simple Perceptionen haben könne, indem so wenig in dem Empfindungsvermögen als in der Organisation irgend ein Grund einer andern Beschaffenheit ihrer Gewahrnehmungen liegt, und liegen kann (§. 144).

Alles, was hingegen mit den simpeln Perceptionen weiter geschieht, was durch Absonderung, Trennung, oder Verbindung und Zusammensetzung derselben, von der Seele mehr darinn entdeckt, oder daraus gefolgert wird, und wie zu solchem Endzweck die Perceptionen von ihr gestellt, geordnet, und verbunden werden, das ist nicht mehr bloßes Empfindungsvermögen, wird nicht unmittelbar von äußern Ursachen gewirkt, sondern ist allein Handlung und thätige Kraft der Seele selbst, ist eigenmächtig von ihr selbst veranlaßte Modification der simpeln Perceptionen.

Die Sinne und die Gefühle reichen der Seele, in jeder Absicht, die allerersten Kenntnisse dar; und diese sind, so wie sie der Seele zuerst überliefert werden, anfänglich simple Perceptionen. Kömmt darauf Handlung der Seele hinzu, so werden diese Kenntnisse appercipirt, unterschieden, nach ihrem Unterschiede

bemerkt,

bemerkt, untereinander verglichen, und Zusammenhang und Folge darinn eingesehen. Alsdann erst entsteht eigentliche Erkenntniß. Wer in Ansehung derjenigen Dinge, die er gesehen und gehört hat, nichts zu bemerken und zu unterscheiden weiß, wer bloß die simple Perception davon hat, dem wird, nach keinem Sprachgebrauch, eine Erkenntniß derselben zugestanden.

So wie nun die Empfindungen, und die Gefühle, die erste Grundlage aller unsrer Kenntnisse sind, so sind auch die simpeln Perceptionen der alleinige Grundstoff, den die Seele bearbeitet, worauf sie alle ihre Erkenntniß gründet, und woraus sie am Ende alle Wunder des menschlichen Verstandes, die gemeinnützigsten sowohl als die tiefsinnigsten Wissenschaften, herausarbeitet.

Zwar ist nicht zu läugnen, daß, weil die Beachtsamkeit, als eine wesentliche Eigenschaft der Seele, sich sogleich in alle Gewahrnehmungen einmischt, und geschäftig dabey ist, auch die meisten unserer Gewahrnehmungen entweder gleich anfangs, oder doch bald darauf, schon etwas mehr als simple Perceptionen seyn müssen. Wir sind uns der mehresten gleich bewußt, und können sie von uns selbst und von einander unterscheiden. Weil aber doch die Grade der Apperception und die Wirkungen der Aufmerksamkeit auf das, was wir gewahrnehmen, sehr verschieden sind, und dadurch unsre Ideen mehr oder weniger über die Natur simpler Perceptionen erhoben werden, so dürfen, ohne sonderlichen Irrthum zu befürchten, alle menschliche Ideen gar wohl so betrachtet werden, als wenn sie allesammt aus bloß simplen Perceptionen ursprünglich herstammten, und daraus wirklich nach und nach wären gebildet worden.

Die Aufmerksamkeit ist die erste und einfachste Handlung, die nur die Seele in Ansehung der simplen Perceptionen vornehmen kann; sie gebiert den ersten Grad der Erkenntniß, und vermehrt, oder modificirt wenigstens das Licht und die Klarheit der simplen Perceptionen. Bis zu diesem Grade der Erkenntniß, können sich auch die Thiere in dem Maaße erheben, in welchem ihre Aufmerksamkeit reizbar ist, oder auf einige Perceptionen mehr als auf andre gelenkt werden kann.

In diesem Gesichtspuncte betrachtet, sind alle Handlungen der Seele, wodurch sie ihre Gewahrnehmungen ergreift, zergliedert, unterscheidet, trennet, oder zusammensetzt, Wirkungen des thätigen Erkenntnißvermögens, oder der Erkenntnißkraft überhaupt. Diese Wirkungen der Seele sind unzählich, und die Mannichfaltigkeit derselben ist vom größten Umfange.

Nach Verschiedenheit ihrer Absichten, ergreift die Seele, bey Bearbeitung ihrer Gewahrnehmungen, bald diesen bald jenen Weg, und wirkt nach allen den unendlich verschiedenen Richtungen, auf welche die Mitwirksamkeit der Nerven, oder die associirten Ideen hinweisen. Diese verschiedene Richtungen der Seelenkraft müssen natürlicher Weise in ihren weiteren Folgen und Wirkungen, auch eben so viel verschiedene Erscheinungen geben, welche jedoch bey aller ihrer Verschiedenheit im Grunde nichts anders als solche Handlungen der Seele sind, dadurch sie etwas erkennt, oder sich selbst davon eine Idee macht; sie fließen aus einer Quelle, nämlich der Seelenthätigkeit, womit sie auf die Vorstellungsnerven wirkt, und sind also Folgen einer und eben derselben Kraft, und zielen alle auf einen gemeinschaftlichen Endzweck ab, nämlich auf die Vermehrung und Vervollkommnerung unsrer Ideen überhaupt.

Sobald

Sobald nun alle diese verschiedene Wirkungen der Seele, nach ihren Aehnlichkeiten, und den verschiedenen Absichten und Endzwecken dabey, in gewisse Gattungen gebracht werden, sobald können der Seele selbst auch eben so viel besondere Vermögenheiten zugeschrieben, und ihr eben so viel Erkenntnißkräfte beygelegt werden. Auf diese Weise sind denn auch nach und nach die Begriffe aller Vermögen der Seele und ihrer Erkenntnißkräfte aufgesucht, und mit mehr oder weniger Grund und Glück bestimmt und festgesetzt worden.

§. 174.

Vom Verstande in weiterer Bedeutung.

Ehe noch die gesunde Philosophie den Wörtern, welche jene Kräfte und Fähigkeiten der Seele andeuten, richtig bestimmte Begriffe angewiesen hatte, war ihr schon darinn der Sprachgebrauch zuvorgekommen, und hatte damit nach seinem bekannten Eigensinn schon

mehr

mehr als einerley Bedeutungen verknüpft, und sie dadurch vieldeutig gemacht. Deshalb sowohl, als weil selbst die Philosophen in ihren Bestimmungen sich einander nicht immer gleich geblieben, ist der Gebrauch dieser Wörter, sogar in der wissenschaftlichen Sprache, noch bis itzt nicht durchgehends gleichförmig, und man kann noch nicht sagen, daß die Bedeutungen derselben schon als durchgangig festgesetzt angesehen werden könnten. Es sey mir also erlaubt, hier solche Bedeutung enzu jenen Wörtern zu wählen, die meinen Einsichten über die Natur der Seelenfähigkeiten am gemäßesten zu seyn scheinen.

Das Wort, **Verstand**, kömmt, wenn man gleich nicht auf die Verschiedenheit in den Erklärungen der Philosophen sehen will, schon nach dem gemeinen Sprachgebrauch in dreyerley Bedeutung vor. **Einmal** wird es gebraucht,

braucht, um das ganze Erkenntnißvermögen des Menschen anzudeuten, und begreift folglich auch das Gedächtniß und die Einbildungskraft mit unter sich. Dieses geschieht, wenn Jemandem überhaupt ein guter oder schlechter Verstand zugeschrieben wird, oder wenn von der Kultur des Verstandes überhaupt, und von den Mitteln, ihn zu schärfen und vollkommner zu machen, die Rede ist. Zweytens, wenn allein das sonst sogenannte höhere Erkenntnißvermögen des Menschen bezeichnet werden soll, und das geschieht, wenn der Verstand als ein characteristischer Unterschied zwischen Menschen und Thiere angegeben wird. Drittens, in noch eingeschränkterer Bedeutung, wenn der Verstand von der Vernunft unterschieden wird, und beyde als verschiedene Fähigkeiten der menschlichen Seele angesehen werden.

Es ist leicht einzusehen, daß in der zweyten Bedeutung, das Wort Verstand, eben das bezeichnet, was ich vorher (§. 129) die Beachtsamkeit genannt habe. Denn in dieser ist der ganze Grund alles Unterschiedes der Menschen und Thiere enthalten, und aus derselben entspringt Sprachfähigkeit und Bewußtseyn, Apperception, Erinnerung, und alle Geistesfähigkeiten und Verstandskräfte des Menschen.

Nicht aber allein diese höhere Kräfte, sondern auch die sonst sogenannten untern Erkenntnißkräfte, tragen, so wie sie im Menschen wirklich gefunden werden, offenbar diesen unterscheidenden Charakter an sich, und dürfen nicht als bloß thierisch betrachtet werden. Gedächtniß, Voraussehung, Einbildungskraft, und andere sonst zum untern Erkenntnißvermögen gerechnete Fähigkeiten, sind in dem Menschen, wenn sie genau angesehen werden, ganz etwas an-

ders,

ders, als in den Thieren. Die Beachtsamkeit erweiset sich in allen Arten menschlicher Ideen geschäftig, und wenn sie auch weiter nichts thut, so wird sie denselben doch allemal wenigstens mehr Licht, eine genauere Zeichnung und bestimmtere Gränzen geben. Das Bewußtseyn, die Apperception, und die willkührliche Aufmerksamkeit, in welchen gleichsam die nächsten Ausflüsse der Beachtsamkeit bestehen, müssen ihrer Natur nach schon jedweder Idee einen größern Grad der Vernehmlichkeit geben, dieselbe von andern gewissermaaßen schon trennen, und die Unterschiede derselben bemerken lassen, welches alles Eigenschaften sind, die in den Ideen der Thiere nicht angetroffen werden. Der Mensch mag empfinden, oder seine Phantasie mag wirksam seyn, der Gegenstand von beyden sey, was er wolle, die Beachtsamkeit wird in allen Fällen jene Ideen begleiten, sie mehr erleuchten, die

simple

simple Perception verändern, und sie weit über die Natur aller bloß thierischen Ideen erheben.

Wenn man denn noch dazu bedenkt, daß wir, ohne Worte und Zeichen, weder denken, noch gehabte Ideen mit Vorsatz wieder zurückrufen können (§. 141), ja, daß wir bey den Empfindungen selbst, und bey allen anschauenden Ideen überhaupt, uns noch gemeiniglich erst die Worte hinzudenken, so kann kein Zweifel übrig bleiben, daß nicht jede Idee und jedes Erkenntnißvermögen ganz anders im Menschen beschaffen sey, als im Thiere, und daß folglich ein jedwedes dieser Vermögen, so wie es wirklich ist, schon gewissermaaßen verstandsartig sey. Es wird sich also auch schon aus jedem derselben ein Unterschied zwischen dem Menschen und Thiere erkennen lassen.

Ich unterscheide daher das Wort, Verstand, nur in zweyerley Betracht; nämlich, nach seiner weitern und seinern engern Bedeutung. **Verstand in weiterer Bedeutung** und Umfange, ist der Inbegriff aller Erkenntnißfähigkeiten des Menschen, oder, der Innbegriff aller Richtungen und Wendungen der Kraft und Thätigkeit der Seele, wodurch der Mensch Erkenntniß erwirbt, sie erweitert, berichtiget, und vollkommner macht. In diesem Sinne gehört das ganze Erkenntnißvermögen des Menschen dem Verstande überhaupt zu, und alle menschliche Ideen, in so fern sie nicht bloß simple Perceptionen sind, können sonach als Verstandsideen angesehen werden; wie sie sich denn auch alle von den ähnlichen Ideen der Thiere, die keiner Beachtsamkeit fähig sind, unterscheiden.

§. 175.

Vom Verstande in engerer Bedeutung, und der Vernunft.

Das Geschäfte des menschlichen Verstandes überhaupt, wird also allemal auf eine gewisse Bearbeitung unserer Ideen, und ihres Grundstoffs, der simplen Perceptionen, hinauslaufen. Wenn man aber diese Bearbeitung, oder das alles, was die Seele mit den Ideen überhaupt nur immer vorzunehmen vermag, näher betrachtet, es sey, daß dieselben zu mehrerer Vernehmlichkeit und Klarheit gebracht, oder mit einander verglichen und verbunden, oder getrennt, und wieder auf eine andere Art zusammengesetzt, und berichtiget werden, so wird sich leicht bemerken lassen, daß alle diese Handlungen allemal auf eine gewisse Erweiterung und Vermehrung der Ideen selbst abzwecken. Nicht allein ein jedes neu entdecktes Merkmal an einer Idee, und jede wahrgenomme-

ne

ne Beschaffenheit, Unterschied, und Beziehung derselben, sondern auch schon ein jedes neue Licht, jede Modification, Berichtigung, und mehrere Vollkommenhnit, die einer Idee gegeben wird, ist ein neues Merkmal derselben, und folglich im Grunde immer selbst wieder eine Idee, und hilft den Vorrath derselben, den wir uns gesammelt haben, vermehren.

Aus diesem Grunde kann also mit Recht gesagt werden, daß der Endzweck und das Resultat aller und jeder Wirkungen der Seele, wenn sie auf die Vorstellungsnerven wirkt, das ist, wenn sie sich in Ansehung ihrer Gewahrnehmungen überhaupt thätig beweiset, allemal in der Erweiterung und Vermehrung ihrer Ideen bestehe. Ist also der Verstand geschäftig, es sey auf welche Weise es wolle, so erweitert sich allemal der Inbegriff unserer Ideen sowohl, als unserer Erkenntniß überhaupt.

Aus dem allen läßt sich nun leicht der Schluß machen, daß es eben so viel Zweige und besondere Wirkungsarten des Verstandes überhaupt geben müsse, als es Wege und Wendungen giebt, welche der Verstand einschlagen und nehmen kann, um den Ideen, die wir haben, eine Veränderung zu geben, neue zu formen, und unsere Erkenntniß sowohl zu erweitern als zu berichtigen.

Geben wir auf das Acht, was die Erfahrung von dergleichen Wirkungen des Verstandes überhaupt zu erkennen giebt, so muß man bald überzeugt werden, daß der Seele und ihrer thätigen Kraft überhaupt nur zwey Wege offen stehen, auf welchen sie die ihr vorkommenden Ideen zu verändern und zu vermehren vermag; oder, daß sie nur überhaupt auf zweyerley Art und Weise, ihre Erkenntniß durch eigne Wirksamkeit zu erweitern und zu vermehren, im Stande ist.

Einmal

Einmal geschicht das, wenn die Seele, im Bezirke der sich ihr auf einmal darstellenden Ideen, das Einzelne und das Verschiedene, mit den daraus gegen einander entsprungenen Verhältnissen, vermöge der ihr zukommenden Beachtsamkeit gewahrzunehmen bemüht ist, und wenn sie dabey das auf solche Weise Gewahrgenommene von dem Ganzen absondert, und es sich als abgesondert wieder vorstellt. Das ist der Weg, auf dem sich die Seele eine Menge Ideen bildet, und solches geschieht bloß durch den beachtsamen Anblick des Inbegriffs einer ganzen Vorstellung. Die Seele braucht dabey mehr nichts zu thun, als die Richtung ihrer Aufmerksamkeit zu verändern, denn schon dadurch allein wird sie in den Stand gesetzt, alle Theile des Ganzen, alle Verhältnisse und Verbindungen, und alles, was nur irgend auf eine vernehmliche Weise in einer ganzen Vorstellung liegt, nach und nach zu bemerken. Es ist klar, daß, auf diese Weise, die Ideen bloß durch den unmittelbaren Anblick einer gewissen sich auf einmal anbietenden Vorstellung vermehrt und gebildet werden.

Zweytens kann die Seele zu den Vorstellungen, welche sie auf einmal hat, noch andere vorher schon gehabte Ideen herzurufen, diese neben jenen stellen, sie damit vereinigen und verbinden, und so wieder ganz von neuem zur Gewahrnehmung noch mehrerer anderer Verhältnisse und Beziehungen gelangen, und sich also auch durch diesen Weg eine Vermehrung ihrer Ideen verschaffen. Ehmalige Succeßion der Ideen, die gleichzeitige Actualität derselben mit andern, und die verschiedenen besondern Verhältnisse der Uebereinstimmung und Aehnlichkeit, sind die drey fruchtbaren Quellen der Ideenassociation (§. 108), in welchen die Seele allemal sehr vielfache Veranlasanlassungen finden kann, um zu ihren gegenwärtigen Ideen, immer noch mehrere in ihren Gesichtskreis herein zu ziehen.

In allen Dingen, oder in den Ideen, die wir davon haben, liegen allemal noch sehr vielerley Beschaffenheiten und Verhältnisse, die in denselben, für sich allein betrachtet, auch bey der größten Aufmerksamkeit nicht wahrgenommen werden können. Es müssen erst andere Ideen daneben gestellt, oder damit verbunden und verglichen werden, wenn gewisse Beschaffenheiten anfangen sollen sichtbar zu werden. In so fern nun die Seele, in dem Inbegriffe einer ganzen Vorstellung, gewisse Ideen nicht anders als vermittelst anderer herbeygezogener entdecken kann, in so fern nimmt sie diesen zweyten Weg, um sich neue Erkenntniß, und neue Ideen zu verschaffen.

Sowohl das Geschäfte der Seele wenn sie aus einer auf einmal vor ihr liegenden Vorstellung sich selbst durch Aufmerksamkeit Ideen macht, als auch die Einsicht in dergleichen ganzen Vorstellungen, wodurch sie die darinn liegenden Ideen entdeckt, ist **der Verstand in engerer Bedeutung.** Wenn sie aber, neben den auf einmal vor ihr liegenden Ideen, noch erst andere herzu zieht, sie mit jenen in Verbindung bringt, und so neue Ideen und neue Resultate gewahr wird, so ist es **die Vernunft,** welche dabey geschäftig gewesen.

Wenn die Vernunft in Absicht gewisser Ideen wirksam gewesen, und solche mit andern, die sie nach den Verhältnissen oder Gesetzen der Ideenassociation herbey gezogen, in mancherley Zusammenhang, Verhältnisse und Verbindungen gebracht hat, so ist es wiederum der Verstand, welcher die Resultate davon,

von, oder die neuen daher entspringenden Verhältnißideen, gewahrnimmt. Denn das Geschäfte der Seele, in so fern sie Ideen formirt, muß, um nicht mit den Wörtern eine schwankende Bedeutung zu verbinden, allemal als eine Handlung des Verstandes angesehen werden. Daher gehört auch eine feine Beobachtung, geschwinde Uebersicht, leichte Begreiflichkeit, Scharfsinn und durchdringende Einsicht in Absicht der Zusammenfügung und Zergliederung der Ideen, allein dem Verstande zu.

Hingegen Nachdenken, Ueberlegung, Vergleichung, und Einsicht in den Folgen und derselben Zusammenhang, ist ein Werk der Vernunft. Die Beurtheilung aber, und überhaupt das ganze Geschäfte der Urtheilskraft, scheint gleichen Antheil an beyden zu haben.

§. 176.

Von der natürlichen Verbindung des Verstandes und der Vernunft mit einander.

So verschieden auch die Handlungen der Seele sind, wenn die Vernunft geschäftig ist, und wenn der Verstand wirkt, so genau ist doch beyderley Art der Handlung ihrer Natur nach mit einander verbunden. Eine Seele mit Beachtsamkeit, in einem organisirten Körper, welche die mannichfaltigen Ideen, die in dem Felde gegenwärtiger Vorstellungen liegen, aufsucht, und sie einzeln zu bilden und sich zur Gewahrnehmung zu bringen bemüht ist, kann natürlicher Weise niemals ganz unterlassen, auch bisweilen eine oder die andere längst vergangene Idee, auf welche irgend ein Verhältniß der gegenwärtigen Vorstellung hinweiset, mit in ihren helleren Gesichtskreis zu ziehen, und sie zur besseren Bildung der schon gegenwärtigen mit zu gebrauchen. Eben so wird es nicht leicht fehlen, daß, indem gewisse Beschaffenheiten einer gegenwärtigen Idee, erst durch Vergleichung mit anderen vergangenen, entdeckt werden sollen, auch oft während solcher Handlung eine oder die andere Idee, welche in diesem oder jenem Bezirk der auf einmal gegenwärtigen Ideen liegt, ausgehoben, besonders beachtet, und abgesondert gebildet werden sollte.

Wenn also der Verstand in engerer Bedeutung geschäftig ist, wird die Vernunft nicht leicht müßig dabey seyn, und wenn hingegen die Vernunft wirkt, begleitet sie sicherlich der Verstand. Beyde sind eine und eben dieselbe Kraft der Seele, zwar verschieden angewendet, aber auf einen Endzweck gerichtet.

Verstand, ohne das Vermögen vernünftig zu seyn, ist wenigstens im Menschen etwas ganz Unmögliches. Gesetzt aber, es könnte so

seyn,

seyn, so würde, für die Natur der menschlichen Erkenntniß, auch der beste Verstand von fast gar keinem Werthe seyn. Die Ideen, welche sich derselbe bilden würde, müßten, da ihre Vergleichung mit vergangenen ähnlichen nur höchst unvollkommen seyn könnte, meistens bloß individuell, wenigstens in Absicht ihres Umfangs und ihrer Allgemeinheit ganz unbestimmlich seyn. Auf der andern Seite kann vollends die Vernunft, für sich allein genommen, ohne den Verstand nicht bestehen. Denn ohne das Licht und die Leitung des Verstandes, ohne das Resultat ihrer Arbeit zu erkennen und in Ideen zu fassen, wäre die Vernunft ohne Absicht und Endzweck geschäftig.

Verstand und Vernunft sind also nothwendiger Weise im Menschen beysammen, und arbeiten fast immer gemeinschaftlich. Ist Jemand bemüht, von einer Sache eine Erkenntniß zu erlangen, oder, ist sein Verstand geschäftig, in Ansehung derjenigen Vorstellungen, die eine Sache ihm darbietet, sich selbst Ideen zu bilden, so ist seine Vernunft zugleich wirksam, und läßt sich von der Leistung ihrer Dienste dabey niemals so ganz abweisen. Arbeitet aber die Vernunft, und werden aus dem Schatze des Gedächtnisses und der Phantasie diejenigen Ideen herzugerufen, welche den gegenwärtigen etwan mehr Licht, oder eine bessere Bestimmung und richtigere Gränzen geben, so ist es der Verstand, der die Resultate davon einsieht, sich die Idee davon macht, und den Schlußsatz bildet.

Wenn indeß gleich Verstand und Vernunft allemal beysammen seyn müssen, und eine und eben dieselbe nur auf verschiedene Weise an e- wendete Kraft sind, so darf doch deshalb nicht gleich gefolgert werden, daß beyde auch immer

mer in gleichem Maaße und gleicher Kraft bey einander zu finden wären, oder daß ein und eben derselbe Mensch, an Verstand und Vernunft gleich groß, und beyde von gleicher Vollkommenheit und Umfang seyn müßten.

Schon die Erfahrung zeigt davon das Gegentheil, indem oft Jemand in allen ihm vorgelegten Ideen eine geschwinde und gute Einsicht hat, viel Einzelnes darinn mit Leichtigkeit bemerkt, und vielerley helle und richtige Ideen sich davon zu machen weiß, der aber dabey, sobald es auf entfernte und fruchtbare Folgerungen, auf zweckmäßiges Raisonnement, und auf den ausgebreiten und entfernten Einfluß dieser Ideen in Absicht anderer Erkenntnisse ankömmt, nicht allein leicht ermüdet, und, indem er den Verhältnissen der ihm vorgelegten Ideen nicht weit folgen kann, bald mit seiner Arbeit zu Ende kömmt, und sich ganz fertig damit zu seyn beredet, sondern auch wohl gar den Faden, der ihn in solcher Nachforschung leiten soll, aus den Augen verliert, seine Vernunft schief arbeiten läßt, und die Ideen mit einander verwirrt. Auf der andern Seite kann oft Jemand die einzelnen Ideen selbst, die in den ihm vorgelegten Sachen liegen, nur mit Mühe und Unvollständig herausfinden, und sie nicht leicht sich selbst alle bilden und absondern, der aber doch, sobald ihm darinn vorgearbeitet ist, und ihm die darinn enthaltenen Ideen angezeigt und vorgelegt werden, den Verhältnissen derselben mit vieler Genauigkeit, ohne Ermüdung, lange Zeit nachgehen, und eine Menge anderer Ideen und Kenntnisse damit vergleichen, sie unter einander verbinden, und daraus die ausgebreitetsten und entferntesten Folgen herleiten kann.

Diese Erscheinung darf um so weniger befremden, als sie vielmehr der grossen Mannichfaltigkeit der Umstände, die alle zusammentreffen müßten, um in einem Menschen den Verstand und die Vernunft von gleicher Größe und Kraft zu bilden, vollkommen gemäß ist. In Absicht des Verstandes kömmt es hauptsächlich auf eine reizbare und feine Beachtsamkeit der Seele, auf einen vernehmlichen Ausdruck und eine freye ungefesselte Wirksamkeit der Nerven an, die zugleich in ihren feinsten Abtheilungen frey wirken und beweglich seyn müssen. Je besser oder vollkommner diese Beschaffenheiten sind, und je mehrere davon beysammen angetroffen werden, desto besser und leichter ist Jemand im Stande, alles Einzelne und die feinsten Verschiedenheiten in dem Jubegriff einer ganzen Vorstellung gewahr zu werden, sie auszuheben, von dem Ganzen abzusondern, und sich ver-

nehmliche

nehmliche Ideen davon zu machen; oder, desto besser ist sein Verstand.

Zur Vernunft hingegen wird noch ausser diesen Eigenschaften erfordert, daß das Gedächtniß und die Phantasie leicht und lebhaft wirke, damit die Kraft der Seele von den Verhältnissen in den vorliegenden Ideen leicht Anlaß nehme, eine Menge anderer Ideen herbey zu rufen, sie mit jenen zu vergleichen und in Verbindung zu bringen. Ein grösserer Grad der Vernunft setzt also nothwendig zum voraus, daß Jemand schon viel Kenntnisse erworben, und sich einen reichen Schatz des Gedächtnisses und der Phantasie besonders in Absicht derjenigen Dinge gesammlet habe, in welchen dieser Grad der Vernunft sich äussert. Denn die besten Fähigkeiten der Seele und des Nervenorganismus arbeiten vergebens, unrichtig, und überhaupt schlecht, sobald es an dem gehörigen Vorrath der erfoderlichen Kenntnisse mangelt. Und wenn denn auch endlich alle diese Umstände auf beyden Seiten in gleichem Maaße beysammen seyn sollten, und Jemand hätte beyde Fähigkeiten, Vernunft und Verstand, nicht dabey in gleichem Grade geübt, so dürfte er sich doch noch nicht zu rühmen haben, beyde in gleichem Maaße der Vollkommenheit zu besitzen.

Zwölfte Abtheilung.

Von dem Ursprunge und der Natur menschlicher Begriffe überhaupt.

§. 177.

Was vorausgesetzt werden muß, ehe der menschliche Verstand, Ideen und Begriffe selbst zu bilden, im Stande ist.

Der Verstand des Menschen besteht denn also eigentlich in der seiner Seele wesentlich beywohnenden Beachtsamkeit, verbunden mit dem feinern Nervengewebe des menschlichen Gehirns, wodurch dieselbe das Mittel erlangt, einer jeden einzelnen Gewahrnehmung, die in ihren Ideen liegt, mehr Stärke und Ausdruck zu geben, sie auf diese Weise vernehmlicher zu machen, und sie dadurch

durch von den übrigen abzusondern. Es gehört also der Verstand eben so wesentlich und unzertrennlich zur menschlichen Natur, als die Beachtsamkeit selbst. Nun besteht aber diese in dem Vermögen der Seele, ihre Thätigkeit und ihr Auge auf jedwedes Einzelne in ihren Vorstellungen zu lenken, und ist also eigentlich eine feinere und empfindlichere Art der Aufmerksamkeit; deswegen muß es also dem Menschen natürlich und leicht seyn, in jedem Felde einer ganzen sich ihm darbietenden Vorstellung, mit seiner Aufmerksamkeit bald auf diese bald auf jene Idee zu wirken, und nach Beschaffenheit des Gefühls, das sie mit sich führen, oder davon eben seine Seele voll ist, sich bald an dieser bald an jener einzelnen Idee zu belustigen, dabey zu verweilen, oder aber seine Aufmerksamkeit von denen, an welchen er Widerwillen findet, abzuwenden, und schnell drüber weg und zu angenehmern hinzueilen. Wie das al-

les

les die allgemeine Erfahrung täglich bestätiget.

Von diesen Handlungen der Seele, wenn sie allein vom Gefühle des Gefallens oder Misfallens, das sie unmittelbar bey sich führen, erzeugt und geleitet werden, kann man noch nicht behaupten, daß sie allein, und wenn sonst nichts hinzukömmt, schon zur Erzeugung solcher Ideen, welche nach dem Sprachgebrauch Begriffe genennt werden, hinlänglich seyn sollten. An sich selbst betrachtet, machen dergleichen Handlungen den unwichtigsten Theil der menschlichen Aufmerksamkeit aus. Selbst die Thiere, und die neugebohrnen Kinder, verrichten sie, ja es kann kein organisirtes und beseeltes Geschöpf gedacht werden, das nicht diese Handlungen der Aufmerksamkeit mit dem Menschen gemein haben müßte.

Diese unwillkürliche allein auf unmittelbarem Gefühl beruhende Aufmerksamkeit, wenn sie gleich die Ideen verstärken, und solche dadurch der Gewahrnehmung der Seele während längerer Zeit vorhalten kann, ist doch niemals vermögend, dieselben aus dem Zustande simpler Perceptionen auf solche Weise hervor zu ziehen, daß sie auch nur die geringste Apperception zu wirken im Stande wären. Durch die unwillkürliche Aufmerksamkeit allein, wird keine Idee für sich selbst ausgehoben, keine abgesondert, und noch weniger als abgesondert und allein wieder vorgestellt. Das Ganze bleibt ein Ganzes, worinn nur die Aufmerksamkeit herumirrt.

Die Erfahrung giebt hier genugsam zu erkennen, daß, ohne die Macht einer willkürlichen Aufmerksamkeit, von Niemanden gesagt werden mag, daß er im Stande sey, sich überhaupt von irgend einer Sache einen eigentlichen Begriff zu machen. Der willkürliche Gebrauch der Aufmerksamkeit erzeugt sich

aber

aber erst, wenn Jemand, es sey auf welche Weise es wolle, schon zum Gebrauch einiger Ideenzeichen gekommen. Denn nur vermittelst des Gebrauchs der Ideenzeichen, erzeugt sich erst, vermöge der natürlichen Associirung der Ideen, das Bewußtseyn, die Apperception (§. 143), und die willkürliche Aufmerksamkeit (§. 149). Kann ein Kind noch nicht seine Ideen von einander, und noch nicht von der Idee seines Selbst unterscheiden, hat es nicht schon einige Ideenzeichen in seiner Gewalt, und kann es noch nicht seine Aufmerksamkeit willkürlich auf eine gewisse Idee richten, und dieselbe nach Belieben betrachten, so ist es noch keiner Apperception fähig, viel weniger ist daran zu denken, daß es sich schon Begriffe von irgend einer Sache machen sollte, oder, was einerley ist, daß es eine einzelne Idee aus mehreren mit Absicht ausheben, und sie nach ihren Eigenheiten und Unterscheidungen fassen, und sich also selbst einen Begriff davon machen sollte.

Dieses ist so ausgemacht, daß Reimarus so gar von einem Begriffe die Erklärung giebt, daß er eine Vorstellung sey, dabey wir uns sowohl unserer Vorstellung als des Vorgestellten bewußt sind *). Das heißt aber, er sey eine Vorstellung, welche Bewußtseyn und Apperception voraussetzt.

Wo sich nun diese Voraussetzungen schon in einem merklichen Grade bey einander finden, da kann erst gefragt werden, wie verfährt der Verstand, wenn er sich Begriffe macht?

§. 178.

Der natürliche Gang des Verstandes überhaupt, wenn er sich Begriffe macht.

Wenn also der Mensch schon zu einigem Gebrauch der Sprache, oder sonst zu einer andern

*) Reimarus von den Trieben der Thiere. §. 21. Auch Vernunftlehre. §. 30.

andern Art der Bezeichnung seiner Ideen gekommen ist, und es richtet sich dann seine Beachtsamkeit, nach selbst genommener oder von Andern ihm gegebener Anleitung, auf eine oder mehrere von denjenigen Ideen, welche in einer ihm gegenwärtigen ganzen Vorstellung enthalten sind, und das zwar mit der Absicht, selbige vorzüglich vor andern zu erkennen, so dringt sich ihm zuerst die unmittelbare Gewahrnehmung auf, daß diese Idee, im Ganzen genommen, nicht eben dieselbe, und einerley mit den übrigen ist, die entweder mit ihr verknüpft sind, oder sonst mit ihr Aehnlichkeit haben. Die Aufmerksamkeit auf den Unterschied zugleich gegenwärtiger Perceptionen, ist also das Erste, was natürlicher Weise geschieht, wenn man sich von einer unter mehreren Perceptionen eine vorzügliche Erkenntniß verschaffen will.

Die Handlung der Aufmerksamkeit und ihre Wirkung besteht aber nach der Erfahrung in solchem Fall darinn, daß die Seele oder ihre Gewahrnehmungskraft nicht allein die Gränzen derjenigen Perception oder Idee, welche sie eigentlich erkennen will, gewahrnimmt und sich zeichnet, sondern daß sie auch den Unterschied zwischen dieser und andern, oder das Bild derselben, entweder im Ganzen, oder auch zugleich nach einzelnen Merkmalen, aufzufassen sich bestrebt. Im erstern Fall ist sie bemüht, das Eigene derselben im Ganzen, durch Vergleichung mit den Andern, im letztern Fall aber auch zugleich die Verschiedenheiten, die in derselben selbst liegen, oder die innern Unterscheidungen und Merkmale derselben durch Vergleichung unter einander zu erkennen.

Wenn das geschehen ist, so wird das Resultat solcher Handlungen, oder das, was an einer gewissen Perception Eigenes erkannt und bemerkt worden, von der Seele auf einen Gesichtspunkt gebracht, in Eins zusammengefaßt, und wenn darauf dieser Zusammenbegriff mit einem Worte oder sonst einem Zeichen belegt wird, so erscheint derselbe dadurch sogleich heller, und faßlicher; und die Absonderung desselben von den übrigen Perceptionen oder Ideen ist geschehen. Das Wort, oder das Zeichen, verbindet sich nunmehr dergestalt mit jenem Zusammenbegriffe, daß jedesmal in der Folge Eins das Andere wieder mit sich hervorbringt.

Das ist überhaupt der Weg, den die Seele oder der menschliche Verstand nimmt, und nehmen muß, um sich aus Vorstellungen, die, auf welchem Wege es wolle, zur Gewahrnehmung der Seele gekommen, eigene Ideen zu bilden. So muß es der rohe Wilde machen, so macht es der aufmerksame Naturforscher, und eben so der Philosoph, wenn ein Jeder von ihnen gewisse Perceptionen, die zu seiner Sphäre gehören, besser erkennen und sie in der Folge in seiner Gewalt haben will.

Alle dergleichen sich selbst gemachte Ideen, sie mögen zum Inhalte und Gegenstande haben, was sie wollen, heißen überhaupt Begriffe. Sie bestehen aus appercipirten und abgesonderten Perceptionen oder Ideen, und sind überhaupt ein Inbegriff dessen, was an einer Perception, oder Idee, die Beachtsamkeit durch Gewahrnehmung der Unterschiede und Aehnlichkeiten, oder überhaupt der Eigenheiten, vermöge einer vorzüglichen Aufmerksamkeit darauf, entweder bloß im Ganzen oder auch zugleich einzeln bemerkt, und als Resultat davon herausgebracht hat.

Gegen-

Gegenwärtig, da nur noch allein die Rede von Erzeugung der Begriffe überhaupt ist, bleibt die Frage, wie dieselben mit den Gegenständen selbst, von welchen sie der Begriff sind, übereinstimmend zu machen, und wie sie zu diesem Ende berichtiget werden müssen, noch unberührt. Um deswillen dünkt es mich auch besser zu seyn, hier nur allein der Perceptionen oder Ideen zu erwähnen, aus welchen der Verstand die Begriffe bildet, und nicht zugleich an die Sachen selbst zu gedenken. Es wird zwar in den meisten Fällen auch eben das von den Sachen gelten, was von den Ideen, die man davon hat, gesagt wird, allein es bleibt doch gewiß, daß, um eigentlich zu reden, nicht die äußern Gegenstände selbst, sondern nur unsre Ideen davon, der unmittelbare Gegenstand aller Bearbeitung der Seele sind.

Die Sachen erkennen wir nicht anders, als allein so, wie unsre Ideen sie uns vorstellen, und wir machen uns auch keinen andern Begriff von ihnen, als welchen diese uns wollen erkennen lassen. Die Erfahrung kann zwar diese Ideen oder Perceptionen, die von aller Erkenntniß die erste Grundlage sind, immer mehr und mehr berichtigen, sie kann sie mit ihren Gegenständen immer übereinstimmiger machen, und also auch unsre Begriffe davon verbessern, allein das ist gegenwärtig noch nicht der Vorwurf meiner Untersuchungen. Hier ist nur überhaupt von allen Arten der Begriffe die Rede; sowohl die falschen, irrigen und unvollständigen, als die richtigen, wahren und vollkommenen, sind hier gemeynt, denn sie mögen in diesem Betracht seyn, was sie wollen, so haben sie doch alle einerley Art der Erzeugung, und alle ihren Ursprung überhaupt einerley Wirkung der Seele zu verdanken.

§. 179.

Die Natur der Begriffe erfordert nothwendig Worte, oder andere Ideenzeichen.

Das Wichtigste, was in Ansehung aller menschlichen Begriffe überhaupt bemerkt zu werden verdient, ist, daß Worte oder andere Ideenzeichen eine nothwendige Erforderniß dazu sind. Man wird finden, wenn man genau darauf Acht giebt, daß wir ohne Worte oder andere Ideenzeichen ganz und gar nicht vermögend sind, uns weder einen Begriff von irgend einer Sache zu machen, noch, wenn wir einen hätten, ihn abgesondert darohne wieder hervorzubringen, noch weniger ihn willkürlich wieder zu erwecken, oder auch ihn Andern mitzutheilen.

Die völlige Ueberzeugung von der unumgänglichen Nothwendigkeit dieser Erforderniß, ist sowohl in Absicht der richtigen Einsicht in die Natur der gesammten menschlichen Erkenntniß,

niß, als auch der Mittel dieselbe noch immer zu mehrerer Vollkommenheit zu bringen, viel zu wichtig, als daß nicht die Gründe davon, obgleich die Sache selbst überhaupt nichts Neues ist, nochmals dargelegt und erwogen zu werden verdienten.

Zuerst bestätiget es schon die durchgängige Erfahrung, daß Niemand, der weiß, was Begriffe sind, sich zu behaupten getrauen wird, von irgend Etwas einen Begriff zu haben, welcher nicht auf gewisse Weise an Worte, oder an andere Ideenzeichen geheftet, und damit verknüpft wäre. Ich verstehe hier nicht bloß die sogenannten intellectuellen Begriffe, in Ansehung welcher die Sache leicht zugestanden wird, sondern ich meyne auch zugleich die, welche am meisten sinnlich sind. Denn nicht bloß dann haben wir Begriffe, wann innere Merkmale und Beschaffenheiten einer Idee angegeben werden können, sondern auch schon das ist ein Begriff, wenn man sich auch nur im Ganzen einer gewissen Perception, Idee, oder Erfahrung bewußt ist, wenn man auch nur so viel unterscheidende Verhältnisse gewahrnimmt, oder so viel Wirkungen davon bey sich selbst spürt, als zur Apperception derselben hinlänglich ist. Dergleichen Verhältnisse und Wirkungen machen zusammen schon einen Begriff von einer gewissen Perception aus; und dieser Begriff gehört, seiner Entstehung und Behandlung nach, eben sowohl zu den wirklichen Begriffen, als die, welche von einer Perception herstammen, deren Natur die Gewahrnehmung innerer Merkmale zuläßt. Es giebt sowohl Empfindungsbegriffe als intellectuelle Begriffe, und man kann überhaupt kurz sagen, daß jedwede appercipirte Idee, die abgesondert gedacht wird, ein Begriff sey.

Von allen den Bemerkungen aber, die an einer gewissen Perception oder Idee gemacht werden, und von der Gewahrnehmung des zusammen gefaßten Resultats derselben, behaupte ich, daß sie nicht ohne Worte oder andre Ideenzeichen gedacht werden, und daß ein Jeder davon die klare Erfahrung bey sich selbst habe.

Aber auch die Natur der Apperception läßt keinen andern Weg offen, und verlangt zu den Begriffen schlechterdings Ideenzeichen. So bald wir eine Perception oder eine Idee appercipiren, müssen wir schlechterdings gewahrnehmen, daß sie von andern Perceptionen und Ideen überhaupt verschieden sey, sonst ist keine Apperception vorhanden. Dieser Unterschied wird nun entweder nur überhaupt und im Ganzen bemerkt, oder aber es werden auch zugleich noch innere in der Perception selbst liegende Merkmale, wodurch sie sich von andern unterscheidet, wahrgenommen. In beyden Fällen geschieht nothwendig eine Verglei-

chung

chung der Perceptionen, und das Resultat davon ist eigentlich erst die Gewahrnehmung des Unterschiedes, oder die Apperception selbst. Diese Gewahrnehmung des Unterschiedes, wenn sie gleich durch den unmittelbaren Anblick mehrerer Perceptionen veranlaßt wird, ist gleichwohl, an sich betrachtet, eine Idee, die, wenn sie allein genommen wird, keine von allen denen ist, welche die Veranlassung dazu gegeben haben. Eigentlich besteht sie nur in der Gewahrnehmung eines gewissen Verhältnisses, das zwischen mehreren Ideen obwaltet, und sie müßte, wenn sie an sonst nichts geheftet werden könnte, zuverläßig mit jenen Ideen wie ein plötzlicher Lichtstral verschwinden. Noch mehr, dieses Verhältniß und die Idee, die dasselbe vorstellt, ist an sich kein Bild, und stellt keinen für sich selbst bestehenden Gegenstand dar; wie wäre also möglich, daß sie, abgesondert von denjenigen Ideen, zwischen welchen sie obwaltet, für sich selbst wahrgenommen werden könnte? Und das müßte doch nothwendig seyn, oder wir blieben unfähig, je einen Unterschied zwischen unsern Ideen zu appercipiren.

Hier hat aber die unendliche Weisheit des Urhebers der Natur auf eine andere bewundernswürdige Weise für uns gesorgt. Dem Menschen ist Etwas in seine Gewalt gegeben, das als eine sinnliche Sache auf seine Nerven wirken, und das zugleich mit jeder seiner Gewahrnehmungen, sie seyn von welcher Art sie wollen, verbunden, und eben so vielfältig als diese sehr leicht modificirt werden kann. Durch ein solches Mittel bekömmt es der Mensch vollkommen in seine Gewalt, sowohl jede Bemerkung, die er an seinen Ideen macht, von diesen selbst zu unterscheiden und davon abzusondern, als auch sich dieselbe, so oft er will, abgesondert

gesondert wieder zur Gewahrnehmung zu bringen. Ja er kann durch dieses Mittel nicht allein Andern diese Bemerkungen mittheilen, und dabey zu erkennen geben, was eben itzt für Ideen in ihm gegenwärtig sind, sondern er kann auch Andern anzeigen, welchen Eindruck sie auf ihn machen, welche Wendung er ihnen gegeben, und von welcher Seite er sie eben ansieht.

Dieses herrliche nie genug zu bewundernde Mittel ist die Sprache. Ein Wort, mit welchem irgend eine Bemerkung an einer oder mehreren Ideen verknüpft wird, trennt diese augenblicklich von allen denjenigen Ideen, mit welchen sie vereiniget ist, stellt dieselbe für sich selbst vernehmlich dar, und kann sie auch, indem es, entweder gehört oder selbst gesprochen, gewisse Modificationen im Gehirne hervorbringt, allein

 und

und von andern abgesondert, so oft wir nur wollen, wieder vorstellig machen.

Dieses allgemeine Beyspiel, welches die Erzeugung der Idee der Unterschiedes überhaupt erklärt, beweiset auch zugleich, und macht es begreiflich, daß wir nicht allein überhaupt von gar keiner eigentlichen Idee des Unterschiedes unserer Perceptionen, sondern auch von gar keiner besondern Idee irgend einer Art des Verhältnisses, das die Perceptionen entweder unter einander selbst, oder das die Gegenstände, die sie uns vorstellen, unter sich haben, es sey der Uebereinstimmung oder der Verschiedenheit, des Möglichen oder des Wirklichen, des Raums oder der Zeit, der Wirkung oder der Ursache, der Wahrheit oder der Falschheit, und wie die Verhältnisse sonst heißen mögen, wissen würden; ja daß wir nicht einmal von einer ganzen Idee uns eine oder mehrere, einzeln und abgesondert, gedenken und sie appercipiren könnten,

wenn

wenn uns nicht der Gebrauch der Sprache, oder einer andern Art der Ideenbezeichnung, dabey zu Statten käme.

Weil nun Bewußtseyn und Apperception bey jedem Begriffe zum Grunde gelegt werden muß, und kein Begriff von irgend einer Perception, ohne Begränzung und Absonderung derselben von andern, gemacht werden kann, so bleibt es unmöglich, daß Jemand, ohne Worte oder Bezeichnung, irgend einen Begriff bilden, besitzen, oder Andern mittheilen könne. Ein Begriff kann als Begriff, das ist, abgesondert und unterschieden von denjenigen Perceptionen oder Ideen, von welchen er herstammt, nie ohne alle Bezeichnung existiren, noch darohne an sich selbst in der Seele gedacht werden.

Hierinn liegt zugleich ein in die Augen fallender Grund, warum den Thieren alle Arten eigentlicher Begriffe, die allgemeinen sowohl als die besondern, abgesprochen werden müssen. Sie besitzen keine willkürliche Aufmerksamkeit, und für Ideen, die weder an sich selbst Gefühle sind, noch mit diesen in unmittelbarer Verbindung stehen, haben sie, der Erfahrung zufolge, keine Aufmerksamkeit, und sind unfähig, solche zu beobachten. Aus Mangel willkürlicher Ideenzeichen sind sie unfähig, auch sogar von Ideen, die wirklich ihre Aufmerksamkeit rege machen, den Unterschied derselben oder andere Verhältnißideen abzusondern, noch weniger das Resultat davon zusammen zu fassen, und es sich abgesondert wieder vorzustellen. Sie sind ohne eigentliches Bewußtseyn, ohne Apperception, und ganz ohne Begriffe *).

§. 180.

*) Man vergleiche hiermit, was Reimarus ausführlicher davon in seinem Werke, von den Trieben der Thiere, §. 22. gesagt hat.

§. 180.

Von den Theilen, aus welchen ein Begriff überhaupt bestehen muß.

Wir bilden Begriffe, wenn wir an einer Idee etwas Unterscheidendes, das ist, etwas Eigenes, bemerken, dasselbe in ein Ganzes zusammenfassen, und diesen Zusammenbegriff die Bedeutung eines Worts seyn lassen. Es kömmt dabey überhaupt nicht darauf an, ob dieses Unterscheidende nach einzelnen innern Merkmalen wahrgenommen wird, auch nicht, ob wir einmal schlechterdings im Stande sind, einzelne innere Merkmale einer gewissen Idee aufzufassen, und sie uns abgesondert vorzustellen, oder ob wir nur überhaupt, und im Ganzen, etwas Unterscheidendes von andern gewahrnehmen, und folglich die ganze Idee selbst, oder ihr eigenes Bild, oder die Erfahrung, die wir von ihr haben, ihr eigenes Merkmal seyn lassen. Genug ist es zum Begriffe überhaupt, daß eine appercipirte Idee, oder eine Idee, die wir von andern überhaupt unterscheiden, mit einer Benennung verknüpft, und dadurch der überhaupt wahrgenommene Unterschied bezeichnet wird.

Hieraus läßt sich nun erkennen, daß ein Begriff überhaupt aus zwey Stücken oder Theilen bestehen muß; nämlich aus seiner Benennung oder seinem Namen, und aus der Bedeutung seines Namens, oder dem Inhalte des Begriffs.

Der Name und die Benennung eines Begriffs ist deswegen ein nothwendiges Stück desselben, weil es unumgänglich erforderlich ist, das Resultat der Bemerkungen an einer Idee, oder den Inbegriff dessen, was wir zusammen ein Ganzes seyn lassen wollen, mit einem Ideenzeichen zu verknüpfen. Denn da wir nicht einmal vermögend sind, den geringſten Unterſchied, oder ein einziges Verhältniß unſerer Ideen, ohne Hülfe eines Zeichens vernehmlich zu faſſen, noch daſſelbe von den Ideen, in welchen es liegt, abzuſondern, wie viel weniger muß es möglich ſeyn, einen ganzen Inbegriff mehrerer Bemerkungen und Verhältniſſe uns, aus einem einzigen Geſichtspunkt, als ein Ganzes, und abgeſondert, vorzuſtellen, wenn wir uns nicht dabey der Hülfe eines Ideenzeichens bedienten!

Die Bedeutung des Namens iſt dasjenige, was unter dem Namen und Worte, womit der Begriff bezeichnet iſt, verſtanden wird, oder kürzer, der Inhalt des Begriffs; und dieſer beſteht in den appercipirten Unterſcheidungen, Merkmalen und Eigenheiten, die vermittelſt des Namens zuſammengefaßt, und in einen Geſichtspunkt mit einander vereiniget worden. Jedweder Begriff, oder jede Benennung deſſelben,

ben, muß nothwendig eine ihm entsprechende Bedeutung haben, sonst ist er ein leerer Begriff, und sein Name ein leerer Ton.

Wenn der Verstand sich Begriffe bildet, und eine oder mehrere Ideen beachtsam betrachtet, um ihre Unterscheidungen und Eigenheiten zu fassen, und sie unter einem Gesichtspunkt und einem Namen zusammen zu begreifen, so sind zwey Fälle dabey möglich. Entweder wir bemerken in einer solchen Idee, indem wir sie von andern abgränzen und unterscheiden, auch gewisse Mannichfaltigkeiten in ihr selbst und innere Merkmale, oder wir sehen in ihr selbst weiter nichts unterscheidendes, und müssen zufrieden seyn, nur im Ganzen bemerkt zu haben, daß zwischen ihr und den übrigen Ideen überhaupt ein Unterschied sey, und daß sie für sich selbst eine eigene Idee ausmache. In diesem Fall kann aber bisweilen dem ungeachtet doch in solcher Idee selbst manches Unterscheidendes liegen, das wir nur nicht recht beachtet und appercipirt haben.

In beyden Fällen aber bleibt es bey Formirung eines Begriffs immer nothwendig, demselben eine Benennung zu geben, weil er ohne eine solche niemals zur Subsistenz gebracht, und weder abgesondert noch überhaupt recht vorstellig gemacht werden kann.

Die Bedeutung oder der Inhalt des Begriffs besteht allemal aus zweyerley Stücken. In dem ersten Falle, erstlich aus dem im Ganzen appercipirten Unterschiede derjenigen Idee, davon sich der Verstand den Begriff macht, das ist, in dem Unterschiede derselben von den andern mit ihr entweder verbundenen, oder ihr sonst ähnlichen Ideen, welche letztere fast immer von der geschäftigen Ideenassociation mit herbey geführt werden; zweytens,

aus

aus den in solcher Idee selbst appercipirten Mannichfaltigkeiten, oder innern Mermalen. In dem andern Fall, erstlich, so wie vorher, aus dem Unterschiede solcher Idee überhaupt von andern derselben ähnlichen oder damit verbundenen; zweytens aber, anstatt der innern Merkmale, davon hier in diesem Fall keine bemerkt worden, in dem Bilde oder der Erfahrung selbst, woraus solche Idee besteht.

Der Grad der Vernehmlichkeit beyder Gattungen dieser Begriffe ist, wenn das übrige sonst gleich ist, in dem Fall, in welchem keine innern Merkmale appercipirt werden, um nichts geringer als in dem, wo auch diese bemerkt worden. Der Begriff der rothen Farbe ist für den, der ihn hat, nicht unvernehmlicher, als der Begriff eines Hauses, oder einer Stadt.

Ein Beyspiel wird jene Vorstellungsart der verschiedenen Stücke von beyderley Gattungen der Begriffe hinlänglich erläutern. *Man nehme, was für eins man will.* Es trifft Jemand auf dem Felde einen Eichbaum an. Die ganze Idee, die sich ihm hier darstellt, ist das Feld mit der Eiche und allem, was darauf zu befinden ist. Indem er nun die Perception des Eichbaums beachtet, gränzt er ihr Bild von allen andern damit verbundenen Perceptionen ab; und das wird ihm nicht besser gelingen, als wenn er solche Idee an ein Zeichen heftet; er nennt sie also, **Eiche**, und trennt dadurch diese Idee ganz leicht von den übrigen in der totalen Vorstellung; zugleich aber macht er sie auch dadurch geschickt, in Zukunft davon abgesondert auf Veranlassung des Worts wieder zu kommen. Während dieses Geschäftes bringt ihm die Phantasie, auch vielleicht ohne daß er darauf merkt, Bilder von andern

schon

schon sonst gesehenen ähnlichen Bäumen herzu. Auch von diesen Bildern unterscheidet er die gegenwärtige Idee der Eiche; und so kann Jemand gewahr werden, daß diese Eiche so und so gestaltet sey, solchen Stamm, solche Aeste, solche Blätter habe, u. d. m.

Es besteht also hier die Bedeutung des Namens, Eiche, nicht allein aus dem überhaupt appercipirten Unterschied solcher Idee von andern Neben- oder associirten Ideen, sondern es kommen auch gewisse in derselben selbst appercipirte Mannichfaltigkeiten hinzu.

Will sich aber Jemand nur allein von der Farbe des Eichenlaubes einen Begriff machen, so unterscheidet er zwar solche Idee von den übrigen damit verbundenen Nebenideen, als, von den Aesten und Zweigen, woran sie hängen, und vielleicht auch selbst von der Figur der Blätter, und das geschieht, indem er

diese

diese Idee Farbe nennt. Er unterscheidet sie weiter von andern durch die Ideenassociation ihm in den Sinn gebrachten ähnlichen Ideen, indem er gewahr wird, daß jene Farbe nicht die rothe, blaue, weiße, u. s. w. ist; er verknüpft sie um deswillen mit einem eigenen Worte, grün, vielleicht auch eichenlaubgrün, um sie zugleich von andern Arten des Grüns zu unterscheiden. Weil aber nun weiter in dieser Idee keine Mannichfaltigkeit wahrzunehmen ist, so muß ihr Bild selbst an die Stelle der innern Merkmale treten, und kömmt mit in die Bedeutung des Namens, damit der ganze Inbegriff dessen, was man darunter verstanden haben will, dadurch kenntlich werde.

Nicht immer kann von denjenigen Ideen, in welchen nichts Mannichfaltiges zu bemerken ist, gesagt werden, daß ihr Bild in den Begriff komme, denn sie veranlassen nicht alle in der Seele ein Bild, wie zum Beyspiel die meisten Gefühle, die sich unter kein Bild bringen lassen. Allein, in diesem Fall tritt die Erfahrung selbst und die Art der Empfindung an die Stelle des Bildes, und kömmt anstatt der innern Merkmale mit in die Bedeutung des Begriffs.

Da hier nur überhaupt von dem Inhalte eines Begriffs oder der Bedeutung seines Namens die Rede ist, so muß man noch nicht an richtige Definitionen der Begriffe, und wie solche zu finden sind, gedenken, obgleich die beachtsame Nachforschung des natürlichen Ganges, den die Seele nimmt, wenn sie Begriffe macht, die Regeln dazu schon längst hat entdecken lassen. Hier kömmt es nicht darauf an, ob die Bedeutungen vollständig, und zur Unterscheidung des Begriffs in allen Fällen hinlänglich gemacht sind, oder nicht.

§. 181.

§. 181.

Alle Wörter einer Sprache sind Namen und Benennungen von Begriffen, verdienen studirt zu werden, und verhelfen auf die leichteste Weise zum Denken.

Der Name eines Begriffs, und der Begriff selbst, der dadurch bezeichnet wird, können beyde als solche Wörter angesehen werden, die nach dem Sprachgebrauch einerley Geltung haben. Ein und eben dasselbe Wort, zeigt den Begriff und den Namen desselben an. Aller Unterschied, der darinnen zu finden ist, liegt bloß in der Verschiedenheit der Beziehung, in welcher das Wort gedacht wird, im übrigen aber denkt man einerley dabey. Auf gleiche Weise ist auch die Bedeutung eines Begriffs, und Bedeutung seines Namens, ganz einerley.

Bey Betrachtung der Wörter einer Sprache, sieht man bald, daß sie alle, ohne Ausnahme, Benennungen und Namen von Begriffen sind, und seyn müssen. Man muß nur nicht um deswillen sogleich als nothwendig dazu verlangen, daß Jedermann, der in einer ihm bekannten Sprache redet, allemal gleich einen vernehmlichen, und gar den eigentlichen wahren Begriff mit jedem Worte wirklich verbinden müsse. Ich behaupte nur, daß, in allen Sprachen, jedwedes Wort einen gewissen Begriff wirklich anzeige, and daß derjenige, der ein Wort macht oder eins gebraucht, allemal damit einen gewissen Begriff bezeichnet und benennt haben will, wenn gleich solcher an sich selbst höchst falsch, schief, und weder recht klar noch genau appercipirt gewesen seyn mag.

Der Fall, in welchem ein neues Wort gemacht wird, ist allemal der, da Jemand in den Ideen, die er von einer Sache hat, etwas zu finden glaubt, das nach seiner Meynung, sie sey wahr oder irrig, noch nicht genugsam, oder nicht in dem ganzen Lichte, in welchem

er

er es sieht, oder zu sehen glaubt, durch die ihm bekannten Wörter, wodurch solche Ideen sonst bezeichnet worden, ausgedrückt, und zu einer recht vernehmlichen Gewahrnehmung gebracht worden. In solchem Fall nimmt er ein eigenes Wort dazu, und läßt jene von ihm appercipirte Ideen die Bedeutung desselben seyn.

Indem wir so Wörter machen, machen wir zugleich Begriffe; beydes ist einerley Handlung der Seele, und geschieht auf einerley Weise. Zuerst beachten und appercipiren wir an gewissen Ideen etwas Unterterscheidendes, das zusammen wird mit einem Namen benennt, um es, abgesondert, als ein Ganzes für sich selbst desto vernehmlicher denken zu können. Hier ist also zugleich Name, Begriff, Inhalt, und Bedeutung. Wenn nun auch gleich an einer Idee keine innere Merkmale wahrzunehmen sind, so ist sie doch, so bald sie appercipirt, und durch die Verknüpfung mit einem Worte abgesondert vorgestellt wird, nun nicht mehr eine simple Perception, sondern ein Begriff. Und das müssen alle Wörter einer Sprache seyn, oder sie sind leer und ohne Bedeutung.

Wenn nun gleich die meisten Wörter in allen Sprachen nicht so methodisch sind gemacht worden, und oft derjenige, der ein neues Wort, mit Fleiß oder durch Zufall, gebraucht, am wenigsten den eigentlichen Begriff, der damit zu verknüpfen ist, weiß, so muß doch allen Wörtern ein gewisser Begriff entsprechen, und derjenige, der ein Wort braucht, es sey neu oder alt, hat gewiß die Absicht, damit einen gewissen Begriff anzudeuten.

Aus dieser Beschaffenheit der Wörter fließen zwey Betrachtungen. Einmal erhellet daraus überhaupt, daß, je reicher eine Sprache an Wörtern ist, desto reicher die Nation selbst, deren Muttersprache sie ist, an Begriffen sey, ob gleich nicht umgekehrt der Reichthum der Begriffe, bey allen Nationen, mit dem Reichthum ihrer Sprache verbunden ist, denn es kann ärmere Sprachen mit sehr viel und mancherley bedeutenden Wörtern geben. Das Studium der Sprache, wenn es mit einer philosophischen Absicht verbunden ist, und die Erkentniß der richtigen Bedeutung der Wörter zum Endzweck hat, verdient die größte Aufmerksamkeit, indem es sowohl für den Verstand selbst, als für die Geschichte desselben, von der größten Wichtigkeit ist. Lambert hat mit seinem gewöhnlichen Scharfsinn unserer deutschen Sprache in dieser Absicht grosse Dienste geleistet, davon sowohl, in seinem neuen Organon, die Semiotik, als hauptsächlich seine ganze Architecktonik, für alle künftige Zeitalter redende Zeugnisse seyn werden.

Zweytens, Wörter bezeichnen Begriffe, Begriffe aber bestehen aus appercipirten Ideen, die aus andern ganzen Vorstellungen, in welchen sie enthalten oder damit verbunden gewesen, herstammen und genommen sind; es erwecken also Wörter nicht allein die Begriffe selbst, die sie bezeichnen, sondern sie geben auch mit diesen noch nebenher diejenigen Ideen zu erkennen, aus welchen jene genommen sind, oder wenn auch das letzte nicht gleich geschieht, so geben die Wörter doch eben vermöge der Begriffe, die sie bezeichnen, Anlaß genug, jene Ideen aufzufinden. Sie unterhalten und beschäftigen also unsere Gewahrnehmungskraft mit viel und mancherley Ideen. Außerdem ist auch die bloße Aehnlichkeit der Wörter unter einander, und ihre Abstammung und Zusammensetzung, eine reiche Quelle von einer Menge ge Ideen, welche alle appercipirt werden können. Da nun jede appercipirte Idee zugleich ein Gedanke ist, so ist leicht zu erkennen, daß Worte, und überhaupt die Sprache, auf eine bewunderswürdige Weise den Menschen zum fortgesetzten Denken leicht verhelfen können.

Alle unsere Gedanken bestehen in Begriffen, und diese nicht bloß in appercipirten für sich selbst schon bestehenden Ideen, sondern auch in Verhältnissen, Wendungen und Beziehungen derselben. Hätten wir nun nicht das Vermögen uns Begriffe zu machen, so wären wir unfähig zum eigentlichen Denken; hätten wir aber keine Ideenbezeichnung, so fehlte uns beydes, Begriffe und Gedanken, und wir wären nichts besser als die Thiere.

Dreyzehnte Abtheilung.

Von dem Verständnisse und dem eigentlichen Verstehen der Begriffe und Wörter.

§. 182.

Was heißt verstehen überhaupt?

Die Wirkungen des Verstandes schränken sich nicht bloß auf die Erzeugung und Ausbildung unserer eigenen Begriffe ein, sondern ein Hauptgeschäfte desselben ist es auch, die Begriffe Anderer recht zu verstehen. Beydes beruht auf einerley Handlung der Seele, und das erste, wie das zweyte, ist ein eigentliches Geschäfte des Verstandes. Um dieses deutlich zu erkennen, braucht nur beydes mit einander verglichen zu werden.

Wenn

Wenn Jemand die Begriffe eines Andern zu verstehen bemüht ist, muß er sich nothwendig selbst eben dieselben Begriffe machen. Versteht er recht die Gedanken Anderer, so muß er selbige nothwendig selbst denken. Das Verstehen ist überhaupt keine bloß leidende Gewahrnehmung, es gehört thätige Kraft der Seele dazu. Begriffe, die von Andern uns beygebracht werden wollen, müssen von uns selbst nothwendig appercipirt werden, wir müssen sie selbst denken, und zwar genau eben so, wie der andere sie will appercipirt und gedacht haben. Wo das nicht geschieht, wo die mitgetheilten Begriffe nicht durch eigene Kraft eben so und in eben dem Umfange gedacht werden, und wo sie mehr eine träge leidende Gewahrnehmung, als eine thätige und wirksame eigene Einsicht, sind, da werden sie nie eigentlich verstanden; sie sind dann nur obenhin gefaßt, und im Grunde weiter nichts als höch-

stens

stens ein den Verstand selbst nicht bereicherndes Gedächtnißwerk.

Verstehen, ist ein Wort das eigentlich nur von Zeichen, von Sachen aber selbst nur in so weit gesagt wird, als diese wie jene betrachtet, und um des Zusammenhangs willen mit andern begriffen werden müssen. Sobald die Idee, welche unmittelbar durch das Zeichen erregt wird, zugleich die Bedeutung des Zeichens, als bestimmte Nebenidee, erweckt, und mit sich hervorbringt, sobald **verstehen wir das Zeichen** (§. 137). Hingegen kann die bloße Gewahrnehmung des Zeichens, oder die bloße Idee desselben, ja selbst die Apperception derselben, nie ein Verstehen der Zeichenidee selbst genennt werden. Denn sowohl die Zeichen an sich selbst, als die unmittelbaren Ideen, die sie hervorbringen, haben keinen andern Endzweck, als gewisse damit verknüpfte bestimmte Nebenideen vernehmlich werden zu lassen.

Um

Um ihrer selbst willen haben sie in dieser Absicht keinen Werth. Hätte daher Jemand die bloßen Ideen gewisser Zeichen oder Wörter auch noch so richtig und unterscheidend gefaßt, sie brächten ihm aber die bestimmten eigentlich damit verknüpften Nebenideen nicht hervor, so wären diese Zeichen entweder für ihn ohne Bedeutung und leer, oder die denselben von ihm beygelegte Bedeutung wäre falsch. In beyden Fällen werden die Zeichen nicht verstanden.

Kein Mensch, der nur erst zu einigem Gebrauch des Verstandes gekommen ist, und zu denken anfängt, hat Ideen, die nicht von mancherley Nebenideen begleitet würden. Das Band der Verwandtschaft aller Ideen unter einander ist viel zu stark und allgemein, als daß nicht mit jeder allemal viel Nebenideen erweckt werden müßten. Es wird also auch jede Zeichenidee immer gewisse Nebenideen erwecken.

wecken. Bald wird der Klang eines Worts, bald seine Abstammung, bald seine Bedeutung, sie sey wahr oder falsch, und andere Umstände, vielerley Wort- und Sachideen herbeyführen. Sollen aber jene Zeichenideen richtig verstanden werden, so muß man entweder schon wissen, oder aus ihr selbst und aus ihren Verbindungen herausbringen können, welche von allen diesen Nebenideen, die sie erweckt, die eigentlich bestimmten sind, welche die wahre Bedeutung des Zeichens ausmachen. Diese müssen vor andern sich ausnehmend auszeichen, sie müssen von den übrigen vernehmlich unterschieden und appercipirt werden, wenn die Zeichen recht verstanden werden sollen.

Jeder Mangel in Apperception der Bedeutung eines Ideenzeichens, zieht Mängel im Verstehen selbst nach sich, und führt nothwendig auf Irrthümer. So viel Schwierigkeiten sich finden, um die richtigen Bedeutungen

der

der Ideenzeichen und Wörter zu erkennen, und sich die rechten Begriffe davon zu machen, eben so leicht und unvermeidlich ist es, in Irrthümer zu verfallen.

Die Leichtigkeit, überhaupt Etwas zu verstehen, ist in mehreren Menschen ungemein verschieden. Es kann sich Einer leicht und bald einen richtigen Begriff von den ihm durch Ideenzeichen mitgetheilten Begriffen machen, einem Andern hingegen wird das weit schwerer. Diese Verschiedenheit läßt sich schon in den Menschen gewahrnehmen, ohne daß noch erst dabey der Unterschied in Absicht der Gedächtnißfähigkeiten in Berechnung kommen dürfe. Das Verständniß der Zeichen und Begriffe öffnet sich bey Einigen weit leichter und geschwinder, als bey Andern, und man sieht oft deutlich dabey, daß die schnelle Fassung und Begreiflichkeit keine Folge eines glücklichen

Gedächtnisses, sondern allein die Wirkung einer geschwinden Einsicht und eines hellen Verstandes sey.

Das leichte und schnelle Verständniß überhaupt, oder die Wendung des Verstandes, sich bald und leicht von den mitgetheilten Begriffen, und den Bedeutungen der Zeichen, einen Begriff zu machen, beruht, außer gewissen dazu gehörigen vorläufigen Kenntnissen, allein auf einer feinen Beachtsamkeit, einer schnellen Apperception, und auf der Uebung, ganze Ideen in ihren Theilen und Mannichfaltigkeiten schnell zu übersehen, und eben so schnell das Resultat davon zu fassen und auf einen Gesichtspunkt zu bringen. Ein gutes Verständniß der Ideenzeichen kann, ohne den wirklichen eigenen Gebrauch dieser Zeichen, nicht ausgeübt und bewiesen werden; es kann ohne eigene Anstrengung des Verstandes, und ohne selbsteigenes Denken, gar nicht gedacht, oder erworben werden.

§. 183.

§. 183.

Was heißt insonderheit, Begriffe und Wörter verstehen?

Die Empfindungen und Gefühle fließen dem Menschen, der offene Sinne hat, beständig zu, ja sie werden ihm, in so fern sie anfänglich bloß simple Perceptionen sind, von den Gegenständen, die ihn umgeben, gleichsam aufgedrungen; sie sind ein Werk seiner Organisation und die Wirkung der Natur. Ganz anders ist es mit den Begriffen beschaffen; diese werden ihm nicht wie jene aufgedrungen, und wenn es gleich nothwendig ist, daß er die Grundlage und den ersten Stoff derselben so annehmen muß, wie es seine Organen nach der ganzen Lage, die ihm in der Welt zu Theile geworden, erfordern und haben wollen, so ist doch allemal in seinen Begriffen vieles, was von ihm selbst abhängt, wovon er unmittelbar die thätige Ursache ist, und was er so oder anders hätte machen können. In diesem Betracht sind die Begriffe bloß ein Werk des Menschen.

Hängt es nicht in mehr als einer Absicht von mir ab, welche von meinen gegenwärtigen Ideen, und was ich davon an ihnen beachten, was ich davon ins Eins zusammenfassen, und in welcher Absicht oder Beziehung ich das thun will? Zwar kann ich den Stoff, der den Vorwurf einer solchen Beschäftigung ausmacht, nicht verändern, aber ich kann doch die Begriffe, die ich mir davon mache, in mancherley Betracht einrichten, wie ich will. Ich kann sie, wenn ich will, den natürlichen Unterscheidungen und Abtheilungen meiner Perceptionen, und den Gegenständen selbst, gemäß einrichten, ich kann sie auch anders machen. Ich kann in einen Begriff zusammenfassen, was nicht Eins ist, und kann trennen, was in der

Natur

Natur Eins war. In einem Worte, der Mensch kann seinen Begriffen einen solchen Umfang, Inhalt und Beziehung geben, als es ihm nach seiner Absicht gefällt. Er kann viel oder wenig, Aehnliches oder Unähnliches, Entferntes oder Nahes, unter einem Gesichtspunkt sich vorstellen, ihm eine Wendung und Beziehung geben, welche er will, und unter einem Namen zusammen begreifen. Seine Begriffe sind sein, er macht und bildet sie, wie es ihm gefällt, sie sind ein bloß menschliches Machwerk.

Diese Beschaffenheit menschlicher Begriffe leitet ganz natürlich auf einen zwiefachen Gesichtspunkt, worauf bey dem Verständnisse der Begriffe und Wörter hauptsächlich gesehen werden muß.

Erstlich muß man Acht geben, was der Urheber eines Begriffs, oder der, welcher ein Wort gebraucht, dabey eigentlich gedacht hat, aus welchen Ideen er seinen Begriff gezogen, was er davon in den Begriff hineingebracht, was er vorbey gelassen, welche Beziehung er ihm gegeben, und überhaupt, was für eine Bedeutung er damit verknüpft wissen wollen. Zweytens, wenn der Gegenstand, aus dessen Betrachtung die Merkmale in einen Begriff zusammen gefaßt sind, bekannt, und derselbe eine Sache ist, die irgend in der Natur, entweder für sich selbst oder in andern bestehend, angetroffen wird, und folglich auch noch immer entweder selbst oder nach ihren Wirkungen erfahren werden kann, so muß die Bedeutung eines solchen Begriffs auch zugleich in der Absicht betrachtet werden, um gewahr zu werden, ob selbige auch der wirklichen Beschaffenheit solcher Sache gemäß eingerichtet, und alles Erforderliche, nach der Absicht des gemach-

ten

ten Begriffs selbst, in dieselbe hingebracht worden.

Die erste Art der Bedeutung der Begriffe und Wörter ist die subjektive, die andere aber die objektive Bedeutung. In Begriffen von bloß subjektiver Bedeutung, ist der Inhalt willkürlich, es entspricht ihnen kein wirklicher Gegenstand in der Natur, und sie dürfen nicht anders, als nach dem Sinn ihres Urhebers, verstanden und ausgelegt werden, indem sie sonst nicht mehr das bleiben, was sie gewesen. Ist aber die Bedeutung eine objektive, so entsteht häufig der Fall, daß spätere Zeitalter gewisse Begriffe an sich selbst weit besser verstehen können, als selbst ihre Erfinder sie gedacht und verstanden haben. Alles, was an solchen Begriffen der menschliche Verstand gemacht hat, ob er scharf beobachtet, richtig appercipirt, das zu appercipirende vollständig zusammmengefaßt, den Gesichtspunkt nach der Wahrheit, und nicht nach vorgefaßten Meynungen, genommen hat, und dergleichen mehr, das alles kann und muß noch immer geprüft und in dem Maaße berichtiget und verbessert werden, als die Gegenstände selbst, von welchen sie die Begriffe seyn sollen, näher untersucht, mehr entdeckt, und mit andern richtigen Wahrheiten öfter verglichen worden sind.

Die sorgsame Unterscheidung dessen, was in der Bedeutung eines Begriffs bloß subjektivisch, und was objektivisch ist, kann, sowohl in Absicht der eigenen Bildung als des rechten Verständnisses der Begriffe, den wichtigsten Einfluß haben. Sie ist aber auch in vielen Fällen den größten Schwierigkeiten unterworfen, und diese erschweren nicht allein das rechte Verständniß so vieler Begriffe, die uns von andern mitgetheilt werden, sondern sie führen auch leicht Unrichtigkeiten in der Bildung unserer eigenen Begriffe mit sich, indem der Mensch gar zu geneigt ist, das für richtige Zeichnungen und getreue Abdrücke der Natur anzusehen, was doch ein blosses Geschöpfe seines eigenen Verstandes ist.

Vierzehnte Abtheilung.

Von den allgemeinen Veranlassungen zu Begriffen, oder von den Triebwerken, wodurch die Menschen zum richtigen Gebrauch ihrer Geisteskräfte gebracht werden.

Ein Versuch über die Kultur der Menschheit überhaupt.

---

§. 184.

Uebergang zur Betrachtung der Kultur des Menschen überhaupt.

Ehe ich zur Untersuchung der verschiedenen Gattungen menschlicher Begriffe, und der Kennzeichen ihrer Wahrheit schreite, dünkt mich eine allgemeine Betrachtung über die Veranlassunanlassungen, die den Menschen überhaupt bewegen, bald dieses bald jenes den Gegenstand seiner Aufmerksamkeit seyn zu lassen, und sich bald von dieser bald von jener Sache Begriffe zu machen, nicht aus dem Wege zu sein

Von Anbeginn des menschlichen Geschlechts, und so weit die Geschichte reicht, ist wahrzunehmen, daß immer besondere Veranlassungen zugegen gewesen, warum der menschliche Verstand diese oder jene Wendung genommen, warum er die eine oder andre Gattung der Begriffe mehr und besser ausgearbeitet, und bald diese bald andere Dinge, aus einem oder dem andern Gesichtspunkte sich zum Gegenstande seiner weitern Nachforschungen genommen hat. Denn wenn gleich der eigentliche Charakter des menschlichen Verstandes sich hauptsächlich darinn offenbaret, daß er nicht bloß auf Perceptionen, die an sich selbst entweder Gefühle sind, oder mit Gefühlen in unmittelbarer Verbindung stehen, aufmerksam ist, so bleibt es doch dabey noch immer nothwendig, daß er erst durch gewisse Veranlassungen erweckt, und durch Bewegungsgründe auf diesen oder jenen Gegenstand geführt werden muß.

Diese Veranlassungen enthalten die Gründe und Ursachen, welche den Menschen dahin bringen, seinen Verstand zu gebrauchen, zu üben und auszubilden, oder überhaupt denselben zu kultiviren.

Nun hätte ich freylich hier nicht nöthig, mich auf weiter etwas als allein auf die Kultur des Verstandes einzulassen; wer aber den natürlichen Einfluß kennt, den Verstand, Gesinnungen, Handlungen und Geschäfte, und Denkungsart und Gemüthscharakter in so mancherley Betracht wechselsweise in einander haben, wird leicht einsehen, daß die Kultur eines

nes dieser Stücke sich auch kaum in der Betrachtung ganz von den übrigen absondern lasse. Und das hat mich bewogen, meinen Standpunkt so viel höher zu nehmen, um einige allgemeine Betrachtungen über die Kultur des ganzen Menschen sammlen zu können.

Die allgemeine Theorie der Kultur des Menschen überhaupt, so viel Interessantes und Wichtiges sie auch verspricht, ist, als ein besonderes Hauptstück menschlicher Erkenntniß, bisher noch nicht genugsam, weder historisch noch philosophisch, bearbeitet werden, da sie doch längst verdient hätte, in den Schooß unserer Philosophie mit aufgenommen zu werden. Viel herrliche Bruchstücke davon, und viel richtige und scharfsinnige Bemerkungen darüber, finden sich zwar nicht selten in den Werken neuer Philosophen, die über den Menschen, und über Geschichte, Pädagogik, Staats-

kunst

kunst und Gesetzgebung geschrieben haben; allein, dabey ist doch auch nicht zu läugnen, daß mit unter vieles angetroffen wird, was auf falsche Gesichtspunkte zu führen scheint, und höchstens nur als philosophischer Roman wird gelten mögen.

Inzwischen aber, und bis das philosophische Publikum mit einer befriedigenden Theorie der Kultur beschenkt seyn wird, kann jeder Beytrag dazu noch immer nützlich seyn. In diesem Betracht, und da besonders die Sache schon an sich selbst viel Schwierigkeiten hat, hoffe ich in Ansehung des gegenwärtigen Versuchs um so mehr Nachsicht zu erhalten, als ich hauptsächlich nur die Absicht dabey habe, auf diese interessante Materie noch mehr Aufmerksamkeit überhaupt zu erregen, und zugleich scharfsichtigern Beobachtern Gelegenheit zu geben, eben da, wo ich irre, auf die Spur des rechten Weges zu gelangen.

§. 185.

§. 185.

Schilderung der natürlichen Sinnesart des unkultivirten Menschen.

So lange der Mensch seine eigene Vortheile nicht kennt, und sein wahres Bestes nicht versteht, bekümmert er sich ohne Noth um Nichts. Dinge, die ihn nicht in Verlegenheit setzen, und dem natürlichen Ausbruch seiner Triebe nichts in den Weg legen, rühren ihn nicht; er sieht sie gleichgültig und als Dinge an, die ihn nichts angehen, oder um die er sich nicht zu bekümmern hat.

In welchem Zustande sich auch der Mensch befindet, er sey so drückend und beschwerlich als er wolle, kennt er die Reize eines bessern nicht; und erweckt ihm diese Kenntniß keinen süßen Vorschmack davon, so wird er sicherlich bey der allersimpelsten Befriedigung derjenigen Bedürfnisse sich beruhigen, an welche Erziehung und Beyspiel, oder überhaupt der Zustand,

stand, in welchem er ist, ihn gewöhnt hat. Ohne die Zufriedenheit und Genügsamkeit als Tugenden zu besitzen, wird er sich doch aller Vortheile derselben zu erfreuen haben, und bey dem Genuß des Wenigen, was er täglich gebraucht, ohne unruhige Bestrebung nach Mehrerem zufrieden leben.

Die ausgesuchteren Quellen des Wohllebens und der feinern Vergnügungen, die er nicht kennt, und woran er noch keinen Geschmack hat, können auch seinen Verstand zu keinem Nachdenken über die Mittel ihrer theilhaftig zu werden reizen, sie werden ihn weder mit Begierden entflammen, noch seine Kräfte zu mühsamen Unternehmungen anspornen. So wenig er dieselben für sich selbst begehrt, so sehr muß ihn das mühsame Bestreben Anderer, und das Gedränge darnach, Thorheit oder Unsinn zu seyn deuchten. Dinge, die *nicht* unmit-

unmittelbar zu den Gegenständen gehören, die den Bedürfnissen seines Zustandes Befriedigung verschaffen, bekümmern ihn nicht, und können nicht einmal für seine Wißbegierde den geringsten Reiz haben. Warum sollte ihn auch die Kenntniß derselben intereßiren, oder warum sollte er seinen Verstand anstrengen, ihre Ursachen und Wirkungen, Endzweck oder Absicht zu ergründen? sie liegen ja weder in dem Kreise seiner Bedürfnisse, noch gehören sie zu den gewöhnlichen Mitteln diese zu befriedigen. Außer dem Geschäfte, sich diese Befriedigung zu verschaffen, wird ihm weiter kein Verdienst des Nachdenkens oder des Fleißes bekannt seyn. Und ist einmal für seine Bedürfnisse gesorgt, sind seine Triebe gestillt, so wird ihm die übrige Zeit seiner Tage in Ruhe und unthätiger Muße verstreichen.

Noch ein anderer auffallender Zug in dem Charakter eines durch die Kenntniß seines eigenen

genen Vortheils noch nicht erleuchteten, und noch an keine wirksame Bestrebung darnach gewöhnten Menschen ist es, daß, so lange als die Bedürfnisse, die sonst seine Thätigkeit und die Kräfte seiner Seele in Bewegung bringen, ihm noch entfernt zu seyn dünken, er bey weitem die Reize und Antriebe nicht fühlen wird, die sonst seinen Verstand, sobald das Bedürfniß gegenwärtig ist, geschäftig machen, auf Mittel dagegen zu sinnen, und Maaßregeln zu ergreifen, um demselben abzuhelfen. Aus diesem Grunde wird der Mensch, je weniger er jene Kenntniß seiner Vortheile besitzt, auch desto weniger geneigt gefunden, sich von selbst, und ohne Dazwischenkunft gegenwärtiger Antriebe, auf kommende Unfälle, wenn nur die geringste Aufopferung eines gegenwärtigen Guts, oder Mühe und Anstrengung dabey nöthig ist, durch Gegenanstalten zu verwahren. Es sind nur gegenwärtige Uebel, die

ihn

ihn rühren; das Vergangene, so wie das Zukünftige, hat für sein Gefühl einen zu stumpfen Stachel.

Ist der unkultivirte Mensch dabey noch an keine vorsichtige Denkungsart gewöhnt, und er sieht auch unangenehmen und für ihn schädlichen Begebenheiten mit Gewißheit entgegen, sie dünken ihn aber noch so bald nicht einzutreffen, so traut er lieber jedwedem Zufalle zu, daß sie besser gelenkt und ihnen ein besserer Ausschlag gegeben werden könne, als daß er dagegen mühsame Anstalten machen, und von dem gegenwärtigen Genuß seiner Ruhe Etwas aufopfern sollte. Lieber sucht er sich, wenn der Unfall da ist, so gut zu helfen, als er kann, lieber duldet er mit anscheinender Unempfindlichkeit, was ihm auch begegnet, als daß er, seiner Gewohnheit zuwider, sich aus dem Genuß behaglicher Empfindungen heraussetzen sollte.

Eben darinn liegt auch der Grund, warum sich der Mensch, in solchem Zustande, wenig um die Folgen seiner Handlungen bekümmert. Was nicht gegenwärtige Bedürfnisse, Neigungen und Begierden sind, das ist auch für ihn kein Antrieb zum Handeln; bloß die Befriedigung jener ist dabey seine Absicht. Entfernte schlimme Folgen, die aus seinen Handlungen entspringen können, besitzen keine Macht die damit verknüpfte Befriedigung eines gegenwärtigen Bedürfnisses einzuschränken, oder ihm deshalb irgend ein angenehmes Gefühl aufopfern zu lassen. Große Ueberlegung, in Absicht der Zukunft, ist seine Sache nicht, und beschäftiget er sich ja zuweilen mit reizenden Bildern süßer Künftigkeiten, so geschieht das mehr um des itzigen Genußes einer angenehm erwärmten Phantasie halber, als daß er sich dadurch zum Fleiß und Gebrauch seiner Kräfte ermuntern wollte.

Mit einem Worte, es gehört zu den allgemeinen Grundzügen im Charakter des Menschen, sich so lange, als er noch unkultivirt ist, und sein eigenes Bestes noch nicht versteht, nur um das zu bekümmern, was ihn sinnlich rührt, bloß für das Gegenwärtige zu leben, die Zukunft nicht zu beherzigen, und lieber itzt froh zu genießen, als um künftiger Bedürfnisse willen, den Genuß des Gegenwärtigen einzuschränken.

Um die Wahrheit dieser Schilderung in der Erfahrung bestätiget zu finden, braucht man eben nicht sein Augenmerk allein auf die Wilden der neuen Welt, und andere ganz rohe Nationen, zu richten; man darf nur die Menschen, wo und wenn es sey, mit Aufmerksamkeit betrachten, und insonderheit, wenn man Gelegenheit gehabt hat, mit den niedrigen Ständen, bey welchen das Gefühl des wahren Interesse des Menschen noch nicht erweitert und in seinem Umfange und Außenlinien geschärft ist, oder wohin der Geschmack an dem verfeinerten Wohlleben noch nicht gedrungen ist, in näherer Bekanntschaft gewesen zu seyn, und man wird die Spuren jener Züge, obgleich hie oder da in schwächerem Lichte, vielleicht auch nur mit hell glänzenden Farben übertüncht, noch deutlich und stark genug, um kenntlich zu bleiben, durchschimmern sehen.

§. 186.

Die Quellen dieser Sinnesart liegen unmittelbar in der Natur des Menschen.

Wäre aber auch die Erfahrung hier weniger entscheidend, und ließe sie noch unausgemacht, was im Charakter des Menschen, und in seiner Denkungsart, eigentlich Grundzug und nakte Natur ist, oder was als verändert, verbessert, und überhaupt als erworben, entweder dem Unterrichte überhaupt, oder der

spätern

spätern Erfahrung zugeschrieben werden muß, so darf nur der achtsame Blick des Forschers bis auf die Quellen, woraus Denkungsart und Charakter entspringen, zurückgehen, um völlig überzeugt zu werden, daß, je weniger der Mensch noch kultivirt ist, desto treffender jenes Bild seines Grundcharakters, wenigstens den Hauptzügen nach, gezeichnet sey.

Um hierüber mit Grunde urtheilen zu können, muß man den Menschen so nehmen, wie er in jenen frühesten Zeiten gewesen, als er erst aus den Händen der schaffenden Natur hervorgegangen; noch ohne Unterricht, Erfahrung, Muster, Erziehung und Beyspiel, das ist, roh und ohne alle Kultur seiner Kräfte. Aus diesem Gesichtspunkte, nach welchem der Mensch, außer der Vorschrift seiner eigenen Natur, noch keine andern Regeln und Gesetze gehabt hat, nach welchen er hätte denken und handeln können, muß man die Beschaffenheiten seiner ersten Sinnesart betrachten, und damit jene allgemeine Grundzüge derselben vergleichen.

Der Mensch ohne Unterricht kann, in seinem ursprünglichen Zustande, keine Erkenntniß anders, als durch die Erfahrung, bekommen, und in dieser Voraussetzung ist es von selbst klar, daß natürlicher Weise allemal viel Zeit und Umstände dazu gehören müssen, ehe er in die verschiedenen Lagen und Beziehungen, auch nur mit einem etwas beträchtlichen Theile der Dinge der Welt, habe kommen können, woraus er sich Erkenntniß und Erfahrung von ihren für ihn angenehmen und unangenehmen Seiten und Wirkungen hätte verschaffen können. Dieser im Anfange natürliche Mangel an so vielen und mancherley Gefühlen, welche ihm mit dem Fortgange der Zeit erst

die

die Erfahrung lehren kann, muß in gleichem Verhältniß seine Phantasie, in Absicht der mehresten Dinge, nothwendig kalt und gleichgültig lassen. In seinen Gewahrnehmungen und Ideen, können sich nur selten einige Rührungen, oder Spuren und Ideen von Gefühlen, mit einmischen. Gleichgültig zu seyn gegen alles, was keinen unmittelbaren Einfluß aufs Gefühl hat, muß also dem Menschen in seinem ursprünglichen Zustande sehr natürlich seyn. Durch fortgesetzte Erfahrung, lernt er erst auch von solchen Dingen die entferntern Einflüsse auf sein Gefühl kennen, die ihn beym ersten Anblick nicht einmal eine dunkle Ahndung davon spüren ließen. Wenn also mit der Zeit auch solche Dinge zu Gegenständen seiner Beachtsamkeit und seiner Begierden werden, so ist das nicht ein Zug seiner natürlichen Denkungsart, sondern allein die Frucht der

Erfahrung, und schon eine gewisse Art seiner Kultur.

So lange nun den Menschen nur wenige Gegenstände intereßiren, so lange kann auch seine Theilnehmung überhaupt nicht anders als sehr eingeschränkt seyn. Sein Wohlwollen wird nur wenige Gegenstände umfassen, seine Empfindsamkeit eingeschränkt seyn, und von allen den vortrefflichen Empfindungen, womit großmüthige Regungen und Menschenliebe ein sanftes wohlwollendes Herz beglücken, wird er nur selten die Erfahrung haben.

Diese anfängliche natürliche Gleichgültigkeit gegen so viele um den Menschen herum befindliche Gegenstände, zieht unmittelbar, doch aber nur nach und nach, die Gewohnheit nach sich, in Ansehung keiner andern Dinge den Verstand anzustrengen, als bey welchen der Reiz und ein gewisser Trieb dazu dringend ist,

oder

oder die zur Befriedigung irgend eines Bedürfnisses gereichen können. Je weniger nun die Bedürfnisse sind, die der Mensch seinen Umständen nach empfindet, oder je geringere Mühe ihm die Befriedigung derselben kostet, desto stärker muß auf der andern Seite die Gewohnheit werden, von den Kräften seines Verstandes und Körpers keinen Gebrauch zu machen. Diese Gewohnheit erzeugt dann nach und nach ein wirkliches Unvermögen dazu, und beydes flößt Neigung und Hang zur Trägheit ein; denn mehr Ruhe, als nöthig ist, um sich von der Arbeit zu erholen, und die abgegangenen Kräfte wieder zu ersetzen, bringt unvermeidlich Trägheit zuwege.

Können nun in dem ursprünglichen Naturzustande des Menschen, selbst von den gegenwärtigen Dingen, nur wenige seine Aufmerksamkeit auf sich ziehen, und zu Gegenständen seiner Begierden werden, wie weit geringer wird die Anzahl derer seyn, die, als abwesende und vergangene, sein Nachdenken noch beschäftigen können! Vergangene Begebenheiten, wenn sie gleich als wiederkommend und zukünftig von ihm gedacht werden, können an sich selbst wenig Reiz äußern, seinen Verstand und seine Thätigkeit zu beschäftigen. Vorstellungen künftiger Dinge überhaupt, wenn sie aufs Gegenwärtige wirklichen Einfluß beweisen, und zu gewissen Unternehmungen antreiben, bekommen diese Kraft in Ansehung des unkultivirten Menschen nicht sowohl von der Gewißheit, mit welcher sie vorher gesehen werden, als vielmehr von gewissen Beschaffenheiten vergangener ähnlicher Empfindungen und Gefühle. Denn wenn gewisse Ideen, die an sich selbst keine Rührungen sind, einen Trieb und eine Kraft zu äussern scheinen, so kömmt diese Beschaffenheit allein

allein von denjenigen Rührungen her, welche sie neben sich uns wieder ins Gemüthe bringen. Und diese Kraft wird um so viel wirksamer seyn, je lebhafter und stärker die Gefühle waren, deren Rührungen jene Ideen begleiten. Man betrachte nun die Ideen künftiger Begebenheiten von welcher Seite man will, so wird sich doch auf keinerley Weise absehen lassen, daß sie an sich selbst ein Gefühl zu erregen im Stande wären, denn ihr Gegenstand ist erst zukünftig, und kann also für sich selbst keinen sinnlichen Eindruck hervorbringen, sie müssen nothwendig in so fern kalt, und für die Thätigkeit der Seele ohne Folgen seyn. Die bewegende Kraft aber, welche sie dem ungeachtet oftmals beweisen, und die Furcht oder Freude, welche sie erregen, borgen sie bloß von der Phantasie, und bekommen sie von denjenigen ähnlichen Gefühlen und Erfahrungen, die mit ihnen vergesellschaftet werden.

Wer in seinem Leben nicht viel Erfahrung bekommen hat, oder, wer darauf nicht recht achtet, für den hat die Zukunft weder Freudiges noch Furchtbares; denn in den Ideen, die er von künftigen Dingen hat, kann sich nur wenig von seinen vergangenen Empfindungen und Gefühlen miteinmischen; und er wird, in Rücksicht dessen, nicht viel von einem Kinde oder Thiere verschieden seyn.

Noch ein anderer Grund, warum die Zukunft auf den unkultivirten Menschen keinen rechten Eindruck macht, besteht darinn: Der Mensch wird, vom Anfang seines Daseyns an, an Begebenheiten gewöhnt, die erst zukünftig waren. Jeder Tag hat seinen Morgen und seinen Abend, seine Bedürfnisse, Geschäfte und Befriedigungen. Sie gehen alle mit mehr oder weniger Beschwerde vorüber, und der schlimmern sind immer die wenigsten. Bey dieser täglichen Erfahrung wird das Unbekümmertseyn um die Zukunft, wenn nur immer die gegenwärtigen Bedürfnisse befriediget sind, sehr bald zur Gewohnheit. Diese Gewohnheit, in Verbindung mit dem natürlichen Mangel, den die Vorstellungen der Zukunft an eigenthümlicher Kraft leiden, wenn zumal noch eine sich selbst zugezogene Neigung zur Ruhe hinzukömmt, lenkt natürlicher Weise die Denkungsart des Menschen von allen weiten Voraussehungen in die Zukunft ab, und giebt ihm den Charakter, daß, wenn er auch Manches vorhersehen sollte, er doch die ganze Kraft davon nicht recht fühlt, und folglich auch nicht gern mühsame Vorkehrungen dagegen zu machen, oder deshalb den Genuß einer gewohnten Ruhe aufzuopfern geneigt seyn sollte.

Selbst Voraussehungen, die mit Rührungen begleitet sind, machen, wenn die Rührungen

gen nicht von den innern empfindlichern Gefühlen, sondern von vormaligen, bloß körperlichen, herrühren, unter gewissen Umständen fast nicht den geringsten wirksamen Eindruck. Nichts ist gewöhnlicher, und nichts kann den den Voraussehungen des Menschen weniger entgehen, als die periodische Wiederkehr gewisser sehr dringender körperlicher Bedürfnisse. Allein, auch dieser unvermeidliche Umgang mit der Zukunft trägt an sich selbst, wenn nicht noch andere dringende Antriebe hinzukommen, wenig bey, dergleichen Voraussehungen einen wirksamen Einfluß auf das gegenwärtige Verhalten eines in dieser Absicht nicht kultivirten Menschen zu verschaffen. Denn körperliche Bedürfnisse und Triebe, sobald sie befriediget und gesättiget sind, verlieren für ein kunstloses natürliches Gefühl, alles, was sie Reizendes und Treibendes hatten. Ihr Andenken bleibt, bis sie sich durch neue Anmahnungen von fer-

ne

ne wieder zu regen beginnen, nichts als eine kalte und oft ekelhafte Gedächtnißidee, die, wenn sie nicht von Gewohnheiten und Grundsätzen belebt wird, an sich selbst keinen neuen Antrieb und keine Maaßregeln für die Zukunft ertheilt. Kinder können, wenn sie gesättiget sind, ihr Zuckerwerk weggeben, und der Caraibe, wenn er ausgeschlafen, seine Hängematte, ohne daß die Idee des zuverläßig wiederkehrenden Bedürfnisses den geringsten Einfluß auf sie äußerte.

Endlich ist auch noch zu bemerken, daß der Mensch in seinem ursprünglichen Zustande und ehe er noch die ersten Grade der Kultur von der achtsamen Aufmerksamkeit auf seine Erfahrungen erhalten hat, keine andere Triebfedern seiner Handlungen haben, oder andere Bewegungsgründe kennen kann, als alle n die Reize seiner gegenwärtigen Gefühle, und den fühl-

fühlbaren Drang seiner Bedürfnisse. Es muß ihm daher, ehe er nach kultivirt ist, ganz natürlich seyn, und zu seiner ursprünglichen Denkungsart ganz eigentlich gehören, sich um die künftigen Folgen seiner Handlungen, wenn er nur vor itzt in ihnen Befriedigung findet, im geringsten nicht zu bekümmern. Wenn sein Verstand und seine Kräfte thätig sind, kann er weiter keine andere Absicht dabey haben, als allein seinen itzigen Trieben ein Genügen zu thun, oder gewissen beschwerlichen Gefühlen abzuhelfen, und sich angenehmere zu verschaffen. Eine andere Art von Antrieben, als die aus seinen gegenwärtigen Empfindungen und Gefühlen entspringen, kann er nicht fühlen und kennen. In beyden können zwar Reizungen zu mancherley Handlungen enthalten seyn, ob aber diese gut oder böse sind, ob sie in ihren Folgen einen guten oder schlimmen Einfluß auf seinen künftigen Zustand haben,

ben werden, davon geben sie an sich selbst keine Kenntniß und nicht die geringste Aussicht. Sie weisen ihrer Natur nach auf keine andre Maaßregeln, als auf die, welche dienlich sind den gegenwärtigen Trieben und Bedürfnissen Genüge zu leisten.

Die Vorsicht, einer gegenwärtigen Lust oder Neigung, um künftiger Bedürfnisse willen, zu widerstehen, und die Klugheit, den gegenwärtigen Genuß einzuschränken, um den Geschmack an dem künftigen dadurch zu erhöhen, oder gegenwärtige Unbequemlichkeiten zu übernehmen, um sich dadurch für künftige größere Uebel zu sichern, beruhen auf spätern Kenntnissen, und sind, in Rücksicht des ersten ursprünglichen Zustandes des Menschen, eine Frucht achtsamer Erfahrungen, und die Wirkung einer sich schon äußernden Kultur des Verstandes.

Je weniger also der Mensch kultivirt ist, desto mehr müssen alle diese Beschaffenheiten, die ursprünglich in seiner eigenen Natur unmittelbar ihren Grund haben, durchschimmern, und selbst in dem kultivirteren Menschen werden die Folgen davon noch oftmals hervorblicken.

§. 187.

Noch mehr; der Mensch hat in seinem ursprünglichen allerersten Zustande in mancherley Betracht viel ähnliches mit den Thieren, er ist aber auch dabey sogleich der Verbesserung fähig.

Nach jener Schilderung der dem Menschen, so lange er noch nicht über die untersten Grade der Kultur erhoben ist, natürlichen Sinnesart, kann freylich der Mensch überhaupt noch nicht in dem vortheilhaften Lichte und in der Würde erscheinen, darinn er oftmals nachher erscheint, wenn erst mit dem Fortgange der Zeit so viel mächtige in der ganzen Natur und in jedem

jedem Zustande derselben häufig zerstreute Triebwerke, nach dem weisesten Plane, geschäftig gewesen, alle seine Talente herauszulocken, seine Kräfte durch mannichfaltige Uebungen zu stärken, ihren Wirkungskreis zu erweitern, und dadurch auf die immer weitere Ausbildung und Vervollkommnerung seiner Fähigkeiten zu arbeiten.

Betrachtet man aber vollends den Menschen in den ersten Augenblicken seines Daseyns, und ganz im Anfange seines ursprünglichen Zustandes, wie doch geschehen muß, um den Gang der Kultur und der Ausbildung desselben von Anfang an nachzuspüren, so kann derselbe nicht anders, als in Absicht seiner Art zu denken und zu handeln, den übrigen Thieren in den meisten Stücken sehr ähnlich seyn.

Der Mensch muß, so wie die Thiere, alle seine Kenntnisse erst durch die Sinne bekommen,

men, und seine Begriffe von den Empfindungen anfangen. Was spätere Erfahrungen erst lehren, davon kann er zuvor keine Kenntnisse haben. Seine Triebe und seine Begierden müssen folglich die einzigen wirkenden Triebfedern seiner Handlungen, und die ganze Quelle seiner Thätigkeit seyn. Ist er geschäftig, so kann ihm dabey noch keine andere Richtschnur seiner Handlungen, und kein anderes Gesetz bekannt seyn, als allein das, was ihm sein Gefühl vorschreibt. Er hat kein anderes Licht, das ihm natürlicher Weise dabey leuchten, und ihn führen könnte, als das, was seine Sinne ihm vorhalten. Was ihn rühren, und seine Aufmerksamkeit auf sich ziehen soll, muß sinnlich seyn. **So wie die Thiere, muß also der Mensch, in seinem ersten Zustande, bloß für das Sinnliche leben.**

Von den Zufällen, die ihn künftig treffen können, und den Folgen und Wirkungen seiner

Handlun-

Handlungen, kann der noch ganz rohe Mensch unmöglich etwas voraussehen, und was er auch davon nach und nach vorhersehen lernt, kann doch nur wenig wirksamen Einfluß auf seine gegenwärtige Handlungen haben. Die gegenwärtigen Gefühle und Reize, die sein Verhalten regieren, können von den kraftlosen Vorstellungen der Zukunft keine Modification annehmen. So wie die Thiere, muß auch der Mensch, in seinem ersten ursprünglichen Zustande, bloß für das Gegenwärtige leben.

In diesem bloß thierischen Zustande aber, worinn sich der Mensch natürlicher Weise bey seinem Ursprunge erst befinden mußte, konnte und sollte derselbe nicht lange beharren. Zu dem Ende sind in seiner Natur so viel verborgene höchst empfindsame Springfedern gelegt, welche zu Folge des natürlichen Laufs der

Dinge, so oft und vielfältig, der Mensch befinde sich in welchen Umständen er wolle, berührt und getroffen werden müssen, sodann aber denselben die meiste Zeit mit so unerwarteten Kräften beleben, daß er sich sehr bald, er sey in welcher Lage und Zustande er wolle, hoch über die Stufe, worauf er mit den Thieren zugleich stand, erheben, und in seinen Gesinnungen und Handlungen bald zu erkennen geben muß, er gehöre zu einer weit erhabenern Gattung beseelter Geschöpfe.

Seine im höchsten Grade reizbare Aufmerksamkeit, ist auf keine gewisse Art der Ideen einschränkt. Nicht bloß das, was ihn rührt, und unmittelbar seine Gefühle reizt, wird ein Gegenstand seiner Aufmerksamkeit, sondern auch alle und jede Ideen, die sich nur in einer solchen Empfindung wahrnehmen lassen, mit allen denen, die auch nur auf die entfernteste

Weise

Weise damit in Verbindung stehen, können, einzeln und abgesondert, gleichfalls Gegenstände derselben werden. Er kann sie wieder verbinden, ihre Verhältnisse unter einander einsehen, und, wenn er will, auch die abstraktesten davon wieder mit Gefühlen verknüpfen, und sie zu neuen Antrieben seiner Thätigkeit machen.

In Umstünden, wo Entschlüsse und Handlungen erforderlich sind, kann er nach den mannichfaltigen Aussichten, die sich ihm vermöge der Ideenassociation dabey eröffnen, Rührungen oder Ideen vergangener Gefühle auf eine oder die andere Seite anhäufen, dadurch das Gewicht und die Reize dieser oder jener Art zu handeln vermehren, und damit seiner eigenen Thätigkeit entweder diese oder eine andere Richtung geben. Da auch der Mensch, vermöge der bewundernswürdigen Einrichtung seines Nervenorganismus, sich nothwendiger Weise einen Vorrath von Erfahrungen, Begriffen und Einsichten erwerben und sammlen muß, so kann er auch überhaupt in jedem Falle den Einflüssen derselben und den Aussichten, die sie ihm eröffnen, unter gewissen günstigen Umständen sich gemäß verhalten.

Je mehr nun also der Mensch seine Aufmerksamkeit auf die Menge seiner Erfahrungen achtsam ausbreitet, je mehr er neben den bloß sinnlichen Ideen sich auch mit Begriffen anderer Art beschäftiget, die Wirkungen der Dinge, und ihre Verhältnisse und Verbindungen, zu erfahren und zu erkennen sich angelegen seyn läßt, je mehr er folglich seinen Genuß der Welt und seine Kenntnisse davon erweitert, und seinen Verstand beschäftiget, je mehr er endlich in Umständen, wo er entweder das Gegenwärtige genießt, oder wo er handeln und thätig seyn soll, zugleich auf die Folgen davon

und

und auf die Zukunft sieht, und nicht nur sieht, sondern auch je besser er von seinen gegenwärtigen Handlungen diejenigen, die in der Zukunft Folgen für ihn und Einfluß auf seine künftige Zustände haben können, jenen Aussichten und Voraussehungen gemäß einrichtet; desto mehr lebt und handelt der Mensch seiner eigenthümlichen Natur und seiner Bestimmung offenbar gemäß, und um desto weiter entfernt er sich auch eben dadurch von der Sinnesart der Thiere, und erhebt sich über sie.

Auf diese Weise ist der Mensch seiner Natur nach fähig, sich zum Besitz aller derjenigen Vollkommenheiten heraufzuschwingen, zu welchen er, da der Saame und das Vermögen dazu in ihm gelegt ist, von Natur schon bestimmt zu seyn scheinet; ja, und was noch das wichtigste ist, er kann durch diejenigen Handlungen, davon die Folgen in der Zukunft wieder Einfluß auf ihn haben, auch für die

Annehmlichkeiten seiner künftigen Zustände in mancherley Betracht nicht unwirksam sorgen; folglich ist er zugleich im Stande, einen großen Theil seiner eigenen Glückseligkeit selbst zu befördern.

Es ist also hiernach der Mensch vermöge seiner Natur fähig, mancherley Arten der Verbesserung, sowohl in Absicht der Kräfte seiner Erkenntniß als seines Willens, zu bekommen, und kann eben sowohl an innerer Vollkommenheit seiner Geisteskräfte wachsen, als seinen Zustand immer angenehmer, und sich selbst dadurch glücklicher machen.

§. 188.

Von der Kultur überhaupt.

Der ganze Inbegriff aller der Verbesserungen und Vermehrungen, welcher die menschlichen Fähigkeiten und Kräfte nicht allein an sich selbst, sondern auch in Absicht des Ziels und Gegenstandes ihrer Wirkungen, fähig sind, oder, die Summe derjenigen Vollkommenheiten, zu welchen der Mensch in Rücksicht seines ursprünglichen rohesten Zustandes erhoben werden kann, macht den allgemeinen Begriff der ganzen Kultur überhaupt aus.

Weil aber auch jede Gattung der Kultur, und jeder Grad und Stufe derselben, in Verbindung mit den Vortheilen, die daraus jedesmal für den Menschen erwachsen, zugleich wieder ein wirksames Mittel ist, den weiteren Fortgang derselben zu befördern, so wird auch die Bearbeitung selbst an dem Menschen, und jede Veranstaltung und Anwendung solcher Mittel, welche die Kraft der Triebfedern in dem Menschen, dadurch seine Fähigkeiten erweitert und gebildet werden, in thätige Wirksamkeit setzen, in eben dem Sinne, eine Kultur genenennt, in welchem überhaupt jedwedes Mittel, in einer andern Beziehung, zugleich ein Endzweck seyn kann.

Je mehr die Fähigkeiten des Menschen durch die Kultur bearbeitet werden, desto mehr entfernt er sich von der Sinnesart der Thiere. Sie ist das Mittel, dem Menschen aus seinem ersten rohen Zustande herauszuhelfen, und erhebt ihn immer mehr über die Thiere. Die Kultur betrifft daher nur eigentlich die Ausbildung derjenigen Fähigkeiten und Anlagen des Menschen, die ihn von den Thieren unterscheiden, und seinen wesentlichen Vorzug ausmachen. Das ist, die Kultur kann eigentlich nur auf die Geisteskräfte gerichtet seyn; diese sucht sie zu erwecken, zu erweitern, und vollkommner zu machen. Alle andere Art der Ausbildung hingegen, in so fern sie nur solche Eigenschaften des Menschen betrifft, woran der Verstand und die Geisteskräfte keinen Theil haben, rechne ich nicht zur Kultur, ob sie gleich sonst unter gewissen Umständen ebenfalls von Wichtigkeit seyn können. Alle solche Arten der Ausbildung, welche der Mensch mit den Thieren in gewissem Betracht gemein haben kann, sind mehr eine Politur, Abrichtung, und Zähmung, als eine Kultur.

Die nächste Absicht einer jedweden Art der Kultur der Menschen, besteht in der Erweiterung, Verbesserung und Vervollkommnung ihrer Geisteskräfte. Diese Absicht aber würde für vernünftige Menschen ganz eitel und von gar keinem Werthe seyn, wenn nicht zugleich die endliche Erreichung dieser Vollkommenheit ein Weg und Mittel wäre, zum Genuß einer größern Annehmlichkeit ihres Zustandes zu gelangen; oder wenn sie nicht dadurch immer mehr in den Stand gesetzt würden, sich ihren eigenen Zustand stufenweise immer mehr zu verbessern, und sich glücklicher zu machen. Was hülfe es den Menschen, ihre Kräfte noch so sehr ausgebildet, und sich noch so viel vortreffliche Eigenschaften erworben zu haben, wenn das gar keinen Einfluß auf ihr Vergnügen hätte, und wenn sie überhaupt davon gar keine Vermehrung ihrer angenehmen Lagen und Umstände zu gewarten hätten?

Hiernach ist es offenbar, daß die Kultur, ihrer eigentlichen Bedeutung nach, einen zwiefachen Endzweck hat. Einmal ist es die Bildung und Vervollkommnung der menschlichen Geisteskräfte an sich selbst, und zweytens, die gehörige Richtung und Anwendung derselben, um sich jedwede Art der wahren Verbesserung des Zustandes, so wohl des gegenwärtigen als des zukünftigen, zu verschaffen. Der erste dieser beyden Endzwecke ist allemal leichter zu erreichen, als der letzte, indem jener hauptsächlich auf ernstlichem Vorsatz und eigener Anstrengung beruht; dieser aber insonderheit für Menschen, die in Gesell-

schaft

schaft mit einander leben, ohne die vereinigten Kräfte mehrerer, in keinem beträchtlichen Grade erreicht werden kann. Es ist also auch die Kultur eigentlich eine Sache und ein Grad der Vollkommenheit des Menschen, der nur entweder von dem menschlichen Geschlechte überhaupt, oder von ganzen Nationen, gesagt werden kann. Einzelnen Personen wird eigentlich nur eine Erziehung gegeben, und durch diese werden sie zu dem Grade der Kultur gebracht, den diejenige Nation hat, in deren Mitte sie leben, und erzogen werden. Selten überschreitet der Erfolg der Erziehung diesen Grad; öfter bleibt sie zurück.

Die Kultur beschäftiget sich also nicht allein mit Ausbildung der Verstands- und Geisteskräfte des Menschen, und sucht nicht allein diese zu erwecken, und durch die mannichfaltigste Wendung und Uebung ihnen die möglichst

lichst größte Erweiterung zu geben, damit nach und nach die Menschen zur Kenntniß alles dessen, was für sie erkennbar ist, gebracht, und ihre Einsichten in den Zusammenhang der Dinge berichtiget und aufgeklärt werden, sondern sie muß auch zugleich dahin wirksam seyn, daß das Gefühl der Menschen überhaupt zur ausgebreitetsten Empfindsamkeit erhoben, und sie selbst dadurch zur richtigsten Schätzung des Werths alles dessen gebracht werden, was auf sie und ihren gesammten Zustand, itzt und künftig, Einfluß haben kann. Diese Eigenschaften sind die einzigen Mittel, um den feinsten und richtigsten Geschmack an dem Genuß des Gegenwärtigen zu erlangen, und durch dieselben werden erst die Menschen fähig, das Gegenwärtige auf die ausgebreitetste Weise froh zu genießen.

Diese Vollkommenheit sowohl der Einsicht als des Gemüthscharakters nach und nach zu erreichen, ist für den Menschen überhaupt, wenn nur die rechten Triebwerke auf ihn geschäftig sind, keine unmögliche Sache. Der Saame dazu liegt in seiner Natur, da alle Fähigkeiten und Kräfte, die den Grund davon enthalten, der allmäligen Verbesserung und Erweiterung bis zu jenem vollkommnern Zustand fähig sind. Und die Erfahrung beweiset auch, wenn die kultivirtesten Nationen mit den bekannten rohen Völkerschaften verglichen werden, daß, in diesem Betracht, das menschliche Geschlecht bis hieher schon hin und wieder beträchtliche Fortschritte auf dem Wege seiner Kultur gethan hat.

Wer die Kultur des menschlichen Geschlechts aus diesem Gesichtspunkte betrachtet, und dabey mit tiefem Blick von allen Zweigen derselben dem bewundernswürdigen Zusammenhang und wechselseitigen Einfluß nachforscht, der wird finden, daß jene wichtige Endzwecke, wenn gleich, wie öfters geschieht, moralische Ursachen entgegen arbeiten, doch immer etwas näher gebracht, und nach und nach durch den Zusammenfluß natürlicher Begebenheiten ausgeführt werden; zugleich aber wird sich auch natürlicher Weise der Gedanke dabey aufdringen, daß die Kultur überhaupt zu der Menschen Glückseligkeit unumgänglich nothwendig sey, und daß es, ein Rousseau mag es noch so witzig vertheidigen, doch in keinerley Betracht für die Menschen besser gewesen wäre, in ihrem roheren Zustande geblieben zu seyn, und sich weniger über die Natur der unvernünftigen Thiere erhoben zu haben.

Wenn die Veranlassungen zur Kultur bloß aus der natürlichen Verbindung der Dinge, und dem Laufe der Welt, entspringen, und sich von selbst auf den menschlichen Verstand

wirksam

wirksam beweisen, so macht das in so weit die natürliche Kultur des Menschen aus; wenn aber diese Veranlassungen mit Vorsatz und Absicht herbeygeführt, oder doch zu diesem Endzweck auf die Menschen angewendet werden, so giebt das überhaupt den Begriff der moralischen Kultur, welche nach Beschaffenheit der besondern Zustände der Menschen, worinn solche Veranlassungen befindlich sind, auch mit verschiedenen Namen belegt werden kann; so geben, zum Beyspiel, politische Verfassungen die politische Kultur, u. s. w. Wenn eine gewisse Art der Kultur, welche den Menschen gegeben wird, den vorgedachten beyden Endzwecken nicht entgegen arbeitet, oder ihnen Hindernisse in den Weg legt, sondern vielmehr wenn dadurch, nach den deutlich zu erkennenden Absichten der ganzen Natur, die größere Vollkommenheit und ausgebreitetere Wohlfahrt der Menschen hervorgebracht und befördert wird, so ist die Kultur wahr und ächt. Im Gegentheil aber, wenn gleich durch dieselbe gewisse Fähigkeiten und Kräfte der Menschen, wenn ihre Kenntnisse, ihr Verstand, Unternehmungsgeist und mehr dergleichen, gebildet und erweitert wird, die wahre Wohlfahrt derselben aber, als das letzte Ziel aller durch die Kultur zu erwerbenden Vollkommenheiten, würde dadurch im Grunde vernichtet oder nur weiter entfernt, so ist die Kultur an sich falsch, und, wenn sie auch übrigens noch so viel Glänzendes aufzuweisen hätte, doch im Grunde unächt.

Diese Begriffe von der wahren und falschen Kultur dürfen indessen, in ihrer Anwendung, unser Urtheil nicht zu schnell bestimmen. Erst eine lange und sorgfältige Erfahrung darf dreist entscheiden, ob diese oder jene Begebenheiten, Umstände, oder auch mit Fleiß angewandte

gewandte Mittel, einen wahrhaftig guten oder schlimmen Einfluß auf die Kultur einer Nation gehabt, oder ob sie auf eine ächte oder unächte abgezweckt, und in Absicht jener großen Endzwecke der Kultur eine günstige oder widrige Wirkung gehabt haben. Denn oft scheinen gewisse Ereignisse für die wahre Kultur der Menschen von den schlimmsten Folgen zu seyn, und doch bricht oftmals aus diesem Nebel plötzlich ein so wohlthätiger Lichtstral hervor, daß dadurch die wahre Kultur den schleunigsten Fortgang gewinnet.

Der Gegenstand der wahren Kultur ist also alles das, was nur immer an den Geistesfähigkeiten des Menschen zu verbessern und vollkommner zu machen ist. Er besteht nicht bloß in der Vermehrung der Summe des Verstandes, und der aufgeklärten Erkenntniß überhaupt, sondern er begreift auch die Erweiterung und Vervielfältigung aller Richtungen und Bestrebungen der menschlichen Thätigkeit in sich, und zwar immer in der Absicht, daß dadurch überhaupt die Summe der wahren Wohlfahrt und Glückseligkeit des menschlichen Geschlechts nach und nach vermehrt werde. Nicht allein der Verstand und die davon abhängenden Kräfte des Menschen, mit allen ihren Wirkungen und Produkten, sondern auch die Empfindsamkeit, und die Gesinnungen des Gemüths mit allen ihren Einflüssen, Wirkungen und Folgen, sind Gegenstände der wahren Kultur.

Die gesunde Kultur der Menschheit geht überhaupt nur langsam, mit allmäligem Schritt, und erfordert, um ihres Endzwecks sicher zu seyn, Vorbereitungen. Sie läßt sich zu den schwächern Fähigkeiten derer herab, die sie erheben will, und nimmt, von den gegenwärtigen Zeiten, die Gestalt der Denkungsart und die Farbe der Gesinnungen an; kleidet sich nach der Sitte jedes Volks, und streut so ihren wohlthätigen Saamen unbemerkt aus, und überläßt es künftigen Zeiten, die reifen Früchte desselben zu enthüllen, und ihnen, nach den jedesmaligen Bedürfnissen der Zeit und der Umstände, Gestalt, Farbe und Geschmack zu geben. Wird hingegen die Kultur zu sehr übertrieben, so macht sie sich leicht gehässig, und artet aus, oder sie begnügt sich mit bloßem Scheine. Am unrechten Orte die Kultur angefangen, oder wenn sie nicht den ganzen Menschen, und das Ebenmaaß aller seiner Kräfte, zum Augenmerk hat, bekömmt sie leicht auf einer Seite ungestalte Auswüchse, und verdorrt dabey auf der andern.

§. 189.

Worauf es bey Nachforschung der wahren Triebfedern, und des eigentlichen Ganges der Kultur der Menschen, anzukommen scheint.

Lange vorher schon, ehe der Mensch daran dachte, den Menschen kultiviren zu müssen, und ehe er noch seinen Vortheil dabey fand, die Kräfte desselben auszubilden, und durch Anwendung absichtlicher Mittel zu einem höheren Grade der Vollkommenheit zu erheben, hatte die Natur schon selbst dieses wohlthätige Werk angefangrn, und der Mensch war schon vermöge des natürlichen Laufs der Dinge, und durch mancherley verschiedene Stellungen und Lagen, unvermerkt weit über seinen rohesten Zustand, wie die Geschichte der Menschheit beweisen kann, erhoben worden.

Ließe sich nun mit Hülfe eben dieser Geschichte der verborgene Gang und der Weg ausspähen, den ehedem natürliche Ursachen nahmen, und noch itzt nehmen, um die Menschen, ihrer Bestimmung zu Folge, immer weiter in der Kultur zu bringen, oder ließen sich alle die geheimen Mittel entdecken, deren sich die Natur zur Entwickelung der Triebfedern

im

im Menschen bedient, so würde auf eben dem Wege, und durch eben die Mittel, die weitere Kultur desselben zuverläßig weit sicherer fortgeführt werden mögen, als wenn, nach so manchen ohne günstige Wirkung gebliebenen Versuchen, immer erst neue Wege dazu und vielleicht nicht mit besserm Glück versucht werden müssen.

Wer dem Gange oder der Geschichte der natürlichen Kultur der Menschheit nachspüren, und sich, bey diesen Nachforschungen, eines glücklichen Erfolgs versehen wollte, würde vielleicht nicht unrecht thun, wenn er zuerst die Triebfedern in der Natur des Menschen selbst aufsuchte, die, wenn sie in Gang gebracht worden, die Geisteskräfte der Menschen erwecken, und in Thätigkeit unterhalten, die aber auch dabey den Gesinnungen, Handlungen und dem ganzen Verhalten derselben, ein solches Ziel und solche Richtung zu geben im Stande sind, wodurch sie, nach der allgemeinen Absicht der ganzen Natur, und insonderheit auch nach ihrer eigenen nicht undeutlich zu erkennenden Bestimmung, immer vollkommener, ihr Zustand immer angenehmer und besser, und sie folglich auch selbst immer glücklicher würden.

Weiter möchte dabey aufmerksam zu beobachten seyn, was alles für verschiedene Triebwerke in der Natur und dem natürlichen Lauf der Dinge liegen, durch deren Wirkung und Geschäftigkeit jene im Menschen vorhandene Triebfedern in Gang gebracht werden, und wodurch diesen die gehörige Spannung, Kraft und zweckmäßige Richtung gegeben wird. Endlich aber würde es auch dabey keine unangenehme Beschäftigung seyn, zugleich zu bemerken, wie, nach dem bewundernswürdigen Plan, der bey den natürlichen Wir-

kungen

kungen der Dinge zum Grunde liegt, diese Triebwerke allemal weislich, mit allmäligem Fortschritt, und genau zu rechter Zeit, in Thätigkeit gesetzt werden; woraus sich dann vielleicht Regeln für die moralische Kultur würden finden lassen. Es läßt sich daher überhaupt leicht abnehmen, daß, bey Nachforschung des natürlichen Ganges der Kultur, der Philosoph mit dem Geschichtschreiber gemeinschaftlich arbeiten müsse.

Ich begehre hier auf keine Weise, diese wichtige und schwere Materie nur mit einiger Ausführlichkeit in dem Folgenden abgehandelt zu haben, dazu würde ein Werk von mehreren Bänden erfordert; ich wage bloß einige Bemerkungen, die ich, als einen Versuch darüber, zur Prüfung vorlege. Angenehm war es mir indessen, zu finden, daß Robertson, dieser große Kenner der menschlichen Natur, seine Bemerkunmerkungen über die Kultur der Amerikaner auf gleiche Grundsätze, ob er sie gleich nicht in ihrem Zusammenhange ausführlich darlegt, gebaut zu haben scheint.

§. 190.

Von der ersten nothwendigen Beschaffenheit der Erkenntniß und Thätigkeit des Menschen, in seinem Ursprunge.

Um besser im Stande zu seyn, die eigentlichen Triebräder in der menschlichen Natur, zu entdecken, welche gleich von Anfang an wirksam gewesen, Erkenntnißkraft und Thätigkeit im Menschen zu erwecken, und beydes weiter auszubilden, wird es nicht undienlich seyn, von dem einzigen Wege, auf welchem der Mensch, wenn er sonst keinen Unterricht empfängt, alle seine Erkenntniß sammlen muß, auszugehen, daraus die unmittelbare Gestalt solcher Erkenntniß selbst zu beurtheilen, und dann die nothwendigen Resultate, welche daher in Absicht

sicht seines Charakters haben entspringen müssen, in Erwägung zu ziehen. Wenn nun, auf solche Weise, die natürliche Beschaffenheit des Menschen gefunden worden, so wird sich wenigstens im Ganzen übersehen lassen, was und wie viel das menschliche Geschlecht der Kultur überhaupt zu verdanken hat, und es werden sich zugleich die Triebfedern leichter angeben lassen, durch welche die Menschen nach und nach dahin gebracht werden, von ihren Fähigkeiten und Kräften Gebrauch zu machen, den Umfang und Wirkungskreis derselben zu erweitern, und jene selbst mehr auszubilden und vollkommener zu machen.

Ich ziehe alle diese vorläufige Betrachtungen, nach der Absicht des gegenwärtigen Versuchs, ins Kurze zusammen.

Natürlicher Weise mußte der Mensch, ohne Unterricht, seine ganze Erkenntniß allein

von

von den Empfindungen, und also von Sich und seinem Selbst, anfangen. Seine erste Erfahrungen müssen die Eindrücke gewesen seyn, welche sinnliche Gegenstände auf ihn machten, und die ersten Begriffe, die er sich von Dingen, die außer ihm sind, machen konnte, hat er sich nicht anders als bloß nach den Beziehungen und Wirkungen machen können, die diese Dinge auf ihn gehabt; andere Beschaffenheiten und Eigenschaften, in so weit sie nicht geradezu auf ihn gewirkt, haben seiner Bemerkung anfänglich ganz entgehen müssen; er konnte sie in so fern nicht gekannt, und keinen Begriff davon gehabt haben.

Dabey hatte der Mensch, gleich vom Anfange seines Daseyns an, Naturtriebe. Diese mußten öfters ein unruhiges Gefühl in ihm erregen. Sowohl dieses Gefühl, als auch dasjenige, so von mancherley andern unbequemen

men Lagen und Stellungen ihm zugezogen wurde, hat seine ersten Bedürfnisse ausgemacht. Was nun diese befriedigte und seine Triebe stillte, konnte nicht anders als in dem Augenblicke des Bedürfnisses ihm angenehm und willkommen seyn. Wurden in der Folge eben diese Bedürfnisse ihm von neuem fühlbar, so entstand das Verlangen und der Wunsch nach jenen Dingen, die ihm ehemals Beruhigung verschafft hatten. Waren Handlungen und Geschäfte nöthig, um sich jener Gegenstände seines Bedürfnisses zu bemächtigen, so mußte er auch sicherlich solche in so weit gerne übernehmen, und das alles lieb gewinnen, was ihm dazu behülflich war. Denn Dinge, die mit denen, welche von gewissen Seiten angenehm sind, in Beziehung stehen, überkommen auf der Seite, von welcher solche Beziehung sichtbar ist, gleichfalls die ähnliche Beschaffenheit, das Gefühl angenehm zu rühren. Und das ist der Fall, da sich die Gefühle anfangen zu erweitern, und zugleich der Grund davon.

Sind ferner, um jene Gegenstände seiner Bedürfnisse zu erlangen, angestrengtes Nachdenken, überlegter Entwurf und Arbeit vonnöthen gewesen, so konnte auch der Mensch nicht anders, als alle Anstrengungen des Geistes, und alle Arbeit des Körpers, wenigstens nicht ungerne übernehmen. Bey solchen Gelegenheiten mußte der Verstand anfangen, sich wirksam zu beweisen, und die Keime des Genies und des Unternehmungsgeistes mußten rege werden, und mit thätiger Kraft auszubrechen beginnen.

Ueberhaupt ist es eben so nothwendig, daß der Mensch, ohne Unterricht und Beyspiel, zuerst nur auf das Sinnliche allein aufmerksam seyn muß, als, daß die Kraft seiner Thätigkeit bloß durch sinnliche Bedürfnisse erweckt und geleitet werden mag.

§. 191.

§. 191.

Was für eine Denkungsart und Charakter sich überhaupt hieraus für den Menschen in seinem Ursprung bilden muß.

Wenn man den Menschen und seine Natur überhaupt betrachtet, so wird leicht begreiflich, daß das Erste, was sich in ihm, sobald er die Existenz erhalten, zu bilden anfängt, und gleichsam am ersten eine gewisse Reife bekömmt, das Selbstgefühl, und das Bewußtseyn seines Selbst, seyn muß.

Dieses Gefühl in dem Menschen zu bilden, sind unzählige Dinge in der Natur, sowohl in als außer ihm, geschäftig. Jeder Naturtrieb der ihm eingepflanzt ist, und jeder äußere Gegenstand, der nach Beschaffenheit seines Zustandes, in dem beständigen Lauf der Dinge, Einfluß auf ihn und seine Gefühle hat, muß nicht allein seine Aufmerksamkeit reizen, sondern ist auch in Verbindung mit der dem

Menschen natürlichen Association seiner Ideen, sowohl des Gedächtnisses als der Phantasie, unaufhörlich geschäftig, die mannichfaltigen Gefühle, die er hat und gehabt hat, auf einen einzigen Gesichtspunkt, und auf ein einziges Gefühl, das nur verschiedentlich modificirt ist, zurück zu bringen, und auf diese Weise das Selbstgefühl oder überhaupt die Perception seines Ich zu erzeugen, und zu bilden (§. 144).

Ist nun mit diesem Selbstgefühl, und mit der Perception desselben, die Beachtsamkeit oder der Verstand überhaupt verknüpft, so erzeugt sich leicht der Begriff, den der Mensch von seinem Selbst hat.

Sobald der Mensch zum Selbstgefühle und zum Begriffe von sich Selbst gelangt ist, so fängt er, nach und nach, nicht allein an, das, was zur Befriedigung seiner Triebe gereicht, oder seine Gefühle angenehm rührt, in in gewissem Betracht mit in den Begriff von seinem Selbst zu nehmen, und es zu sich selbst und dem Seinigen zu rechnen, sondern er sieht auch alles, was einen wahrzunehmenden Einfluß darauf hat, als Etwas an, das ihn selbst angeht; er rechnet es, oder doch die Einflüsse davon, zu sich Selbst, und es bedünkt ihn, daß das alles mit in den Umfang der Idee gehöre, die er sich von seinem Selbst gemacht hat. Er nennt deswegen auch den Zustand, der daraus für ihn entspringt, und die Dinge, aus deren Zusammenfluß derselbe besteht, in so weit die seinigen.

Das Selbstgefühl ist das Resultat der Gefühle und Rührungen; diese zusammen bilden selbiges, und indem sie ihrer Natur nach den Menschen zur Aufmerksamkeit reizen, so bringen sie ihn zugleich zum Bewußtseyn, und zum Begriff von sein Selbst. Weil das Selbstgefühl nicht allein von den gegenwärtigen, sondern auch von den vergangenen Gefühlen das Resultat ist, so muß es auch als der wahre Gesichtspunkt angesehen werden, aus welchem der Mensch alles, was ihm vorkömmt, ansieht, und worauf er wieder alles in Beziehung bringt. Ohne es selbst zu wissen, vergleicht der Mensch seine verschiedene Gefühle mit einander, und nach Beschaffenheit und Stärke des Reizes, den sie ihm verursacht, läßt er vermöge dieses Selbstgefühls seine Thätigkeit auch mit Absicht und Ueberlegung wirksam seyn. Was nur für die Erkenntniß und Wißbegierde eines Jeden interessant ist, was für Absichten und Endzwecke ihn reizen, zu was für Unternehmungen, Mühe und Arbeit er sich entschließt, ja überhaupt alles, was den Inhalt und den Gegenstand menschlicher Neigungen, Wünsche und Bestrebungen ausmacht, das entspringt aus dem Selbstgefühl und dem Bewußtseyn unsrer Selbst, und

gründet

gründet und stützt sich näher oder entfernter auf Gefühle und Begriffe, die wir von Uns selbst haben.

Aus dieser allgemeinen Beschaffenheit des Selbstgefühls, und des darauf sich gründenden Bewußtseyns, kann natürlicher Weise in seinem ersten ursprünglichen Zustande für den Menschen keine andere Denkungsart, und kein anderer Charakter, entspringen, als welche beyde zuerst über und über das Gepräge der Selbstsüchtigkeit und der gröbsten Eigenliebe an sich tragen.

Nur für sinnliche Gefühle hat der Mensch anfänglich Aufmerksamkeit, und die Gegenstände, die ihn umgeben, betrachtet er aus keinem andern Gesichtspunkte, als welchen ihre sinnliche Beziehungen auf sich ihm anweisen; darnach allein bemerkt er sie, und macht sich seine Begriffe von ihnen. Auf sich allein bringt er also alles in Beziehung, und auf sich allein wird er nur immer bedacht seyn; denn nach keinem andern Maaßstabe kann er Dinge schätzen oder lieben, als nach den sinnlichen Gefühlen, welche sie ihm gewähren. Wenn er begehrt oder verabscheut, so sind bloß diese Gefühle der Grund davon. Seine Triebe, Neigungen und Leidenschaften sind, in jenem ursprünglichen Zustande, sich selbst ihr eigenes Gesetz und ihr Endzweck; durch sie getrieben, wird er allein seinen Verstand anstrengen, und um ihrethalben allein thätig und arbeitsam seyn. Ein anderes Selbstgefühl kann aus dem allen nicht entspringen, als welches sinnlich, eingeschränkt, und bloß gegen das empfindlich ist, was die sinnlichen Bedürfnisse befriediget. Mit einem Worte, das erste Grundgesetz der menschlichen Natur ist Eigenliebe und Selbstsüchtigkeit.

So und nicht besser war natürlicher Weiser der Mensch beschaffen, als er aus den

Händen des Urhebers der Natur hervorgieng; ganz Sinnlichkeit und voller Eigenliebe, ohne Erkenntniß weder des Guten noch des Bösen, nichts desto weniger aber gut, ja höchst vollkommen, und seines großen Urhebers würdig. Denn auch das muß vollkommen genennt werden, was in sich den Saamen, die Triebfedern und die Anlagen enthält, wodurch seine möglichst größte Vollkommenheit nach und nach hervorgebracht werden kann. So wenig der hervorsprossende Keim um deswillen verächtlich ist, weil er noch nicht der schöne Baum mit den reifen vortrefflichen Früchten ist, eben so wenig verdient der ursprüngliche Mensch Tadel, wenn er, was doch für ihn unmöglich ist, nicht gleich anfänglich die reifen Früchte jenes Saamens der Vollkommenheit zeigen kann, sondern so, wie fast alles übrige in der Natur, erst nach und nach an Vollkommenheit wächst und reift.

Erfahrung und Nachdenken müssen erst den Menschen nach und nach aufklären, und die Früchte seiner Fähigkeiten und Kräfte veredlen, bis dahin lebt er bloß für sich selbst, und für das Sinnliche.

Sinnlichkeit und Eigenliebe, die sich zuerst im Menschen nothwendiger Weise bilden, sind auch der Grund und Boden, worauf alles gepflanzt und gebaut werden muß, was in dem Charakter des Menschen nur immer Großes und Edles angetroffen werden kann, oder worauf, bey gehöriger Kultivirung, die vollkommensten Früchte der menschlichen Natur gezogen werden können. Nach dem großen Plane, der bey ihrer Einrichtung in die Natur gelegt worden, welchem zu Folge, Mittel und Endzwecke mit der bewundernswürdigsten Weisheit so geordnet sind, daß die Welt so im Einzelnen, wie im Ganzen, zur immer größern

ßern Vollkommenheit hinausgeführt wird, sprossen, auch aus diesem unedel scheinenden Boden, alle Vollkommenheiten und jede Gattung der Glückseligkeit hervor, womit der Mensch nur immer bekleidet, oder zu deren Genuß er nur immer erhoben werden kann. Bloß auf den Boden der Eigenliebe gründet die Natur das ganze wichtige Werk der Kultur des menschlichen Geschlechts, und bringt es darauf zur Reife und Vollkommenheit.

§. 192.

Von den wahren Triebfedern aller Thätigkeit und Kultur des Menschen.

Die Natur ist in ihren Verrichtungen einförmig; ihr Plan ist simpel, und ihre Mittel sind einfach. Die größten Revolutionen bringt sie oft durch allmälige Entwickelung gering scheinender Triebfedern hervor; um deswillen ist der Gang den sie nimmt, gemeiniglich langsam und verborgen, aber dafür desto sicherer.

Dieß könnte schon auf die Muthmaaßung bringen, daß eben dieselben Mittel und Triebfedern, durch deren Geschäftigkeit der Mensch anfänglich zum Selbstgefühl und Bewußtseyn verholfen wird, auch ferner dazu dienen werden, sein erstes grobes sinnliches Gefühl mit der Zeit zu verfeinern, seiner Empfindsamkeit einen weitern Umfang, und seiner Thätigkeit sowohl in Ansehung des Gebrauchs des Verstandes, als der zweckmäßigen Richtung des Willens, mehr Ausbreitung, Richtigkeit, und Betriebsamkeit zu geben.

Wird aber noch dabey, wie billig, das, was die Erfahrung lehrt, zu Rathe gezogen, so erlangt jene Muthmaaßung einen solchen Grad der Wahrscheinlichkeit, daß sie, meines Erachtens, immer zu den gewissen menschlichen Erkenntnissen mit gerechnet werden kann.

Die Gefühle überhaupt sind nach der Einrichtung der menschlichen Natur allein das, was alle Veranlassungen und Antriebe zur Thätigkeit der Seele in sich enthält. Man kann zwar immer von der menschlichen Seele behaupten, daß sie ein zu aller Zeit wirksames und thätiges Wesen sey; allein, dabey ist es doch gewiß, daß ihre Kraft, ohne erweckende Antriebe und vorgängige Reize, nur eine todte Kraft sey (§. 97. 105). Damit es ihr aber niemals an Reizungen, sich wirksam zu beweisen, fehle, gab die Natur dem Menschen sehr weislich offene Sinne, eine Menge Gefühle, und mancherley Triebe. Dieses sind die Mittel und Wege, wodurch die Seele eine erstaunliche Vielfältigkeit der Gewahrnehmungen bekömmt, unter allen aber sind es nur die Gefühle und die wieder erneuerten Ideen derselben, welche die Kraft der Seele geradezu durch sich selbst beleben. Es müssen

allemal

allemal Gewahrnehmungen seyn, die uns rühren, uns angehen, uns selbst betreffen, und intereßiren (§. 95), wenn sie für sich selbst Reiz genug haben sollen, die Kraft der Seele unmittelbar zu beleben.

Aus der Beachtsamkeit aber, welche der menschlichen Seele als ein besonderer Vorzug eigen ist, entspringt noch eine andere für die gesammte Wirksamkeit derselben höchst wichtige Beschaffenheit. Die Seele wird nämlich vermöge der Beachtsamkeit in den Stand gesetzt, auch von jeden andern Gewahrnehmungen, wenn sie gleich an sich selbst in keinem Gefühle oder in keiner Rührung bestehen, bloß durch eine Beziehung, welche dieselbe auf irgend ein Gefühl haben, gerührt zu werden. Vermöge der Beachtsamkeit, die im Grunde eine reizbarere Fähigkeit der Seele aufmerksam zu seyn ist, kann die Seele, wenn ihr nur einige Veranlassung gegeben wird, alle und jede einzelne Ideen einer ganzen Vorstellung, in so fern sie nur nicht schlechterdings unvernehmlich sind, gewahr werden. Sie kann daher auch alle derselben associirte Ideen, ihre Verhältnisse und ihre Beziehungen gegen einander entdecken. In dergleichen Verhältnissen und Beziehungen liegen für eine feine Beachtsamkeit allemal gewiß mancherley Gefühle, welche aber von einer Seele, die keine Beachtsamkeit hat, nicht entdeckt werden können. Und diese Gefühle, sie mögen angenehm oder unangenehm seyn, erregen ebenfalls die Wirksamkeit der Seele, und können eine Veranlassung seyn, auch zuweilen auf die dem ersten Ansehn nach gleichgültigsten Ideen die größte Aufmerksamkeit zu wenden, und tiefe Nachforschungen darüber anzustellen.

So fein und empfindlich die Beachtsamkeit ist, so fein sind auch die Wirkungen der

dadurch

dadurch rege gewordenen Thätigkeit der Seele; daher die oft verwunderswürdige Verbindung der feinsten Verhältnisse zwischen so mancherley Ideen, die für eine gemeine Art der Beachtsamkeit nichts mit einander gemein haben.

Alle Thätigkeit wird, wie ich es durch die Erfahrung bestätiget finde, ursprünglich nicht anders als durch Gefühle und Rührungen veranlaßt; die menschliche Seele aber besitzt noch diese besondere Beschaffenheit, daß sie nicht allein die feinsten und dem Ansehn nach von Gefühlen und Rührungen ganz entfernt liegenden Ideen, auf eine oder die andere Weise, mit Gefühlen zu verbinden weiß, sondern daß sie auch, wenn ihre Kraft Ideen zu erwecken einmal wirksam ist, ganze Reihen derselben, nach Veranlassung des darinn befindlichen Zusammenhangs, weiter zu entwickeln, und eine jede wiederum

derum besonders zum Gegenstande ihrer Aufmerksamkeit zu machen fähig ist.

So wie in den Gefühlen der erste reelle Grund aller Thätigkeit überhaupt liegt, so sind sie auch die einzigen wahren Triebfedern, welche die Natur ausdrücklich bestimmt zu haben scheint, um jede Fähigkeit des Menschen herauszulocken, jede Kraft in ihm zu erwecken, sie alle zu üben, zu stärken, und ihnen sämmtlich die mannichfaltigste Richtung zu geben. In diesem Betracht sind für die Kräfte des Menschen die Gefühle gleichsam eine belebende Sonne; ihre Kraft kann jeden Saamen der Vollkommenheit, der in der menschlichen Natur liegt, immer weiter entwickeln, und dadurch endlich, nach einer unübersehlichen Stufenfolge von immer größeren Vollkommenheiten, das ganze große Werk, die Kultur des Menschen, vollenden.

Wenn

Wenn ich den Gefühlen zu viel zuzuschreiben scheine, so muß man bedenken, daß, wenn sie gleich nicht immer sichtbarlich bey den Handlungen der Seele wirksam sind, sie doch bey genauerer Nachforschung allemal als der Grund und die erste Quelle sowohl alles dessen, was Nachdenken und Gebrauch des Verstandes heißt, als auch aller menschlichen Entwürfe und Unternehmungen, entdeckt werden können. Die Gefühle sind selten für sich allein wahrzunehmen, sondern liegen meistentheils in andern Empfindungen und Empfindungsideen versteckt (§. 68). Alles, was nur immer dem Beyfall oder dem Tadel, den Belohnungen oder den Strafen, der Verlegenheit, dem Eigensinne, der Gewohnheit, der Wißbegierde, der Nachahmung, den vorauszusehenden Vortheilen, oder überhaupt alles, was dem Bedürfnisse oder dem Interesse nur immer wirksames und treibendes, sowohl in Absicht des Verstandes

des

des als des Willens, zugeschrieben wird, und was nur immer angenehm oder unangenehm ist, davon sind die darunter verborgen liegenden Gefühle allein die Ursache und die wahren Triebfedern.

Die Gefühle liegen nicht nur bey den sichtbaren Neigungen, Gemüthsbewegungen und Leidenschaften zum Grunde, sie begleiten nicht nur jedweden fühlbaren Trieb und jedwede Begierde, sondern ihre nachgelassene Spuren und Ideen rühren auch schon die Kraft der Seele, wenn sie nur vermöge irgend einer Art der Association, in näherer oder entfernterer Beziehung, deutlich oder undeutlich wieder erneuert werden. Dergleichen Rührungen allein ist es zuzuschreiben, wenn die Seele in Geschäftigkeit unterhalten wird, es mag sich der Verstand in Nachforschungen über Gegenstände seines Gebiets einlassen, oder es mögen Entwürfe menschlicher Unternehmungen durch Mühe und Sorgfalt zur Ausführung gebracht werden. Denn nicht allein von dem, was der Mensch thut, sondern auch von dem, was er denkt, und wie er es thut oder denkt, sind die Gefühle der erste Grund. Ihre Gegenwart und ihr. Einfluß stärkt die ganze Seele, und giebt ihr zu allen Geschäften Kraft und ausdauernde Geduld. Mit ihnen erlischt wirksamkeit und Lust, so wie beydes mit ihnen wieder auflebt.

§. 193.

Ob und was der Verstand zur eigentlichen Kultur des Menschen beyzutragen fähig ist.

Aber, wird man mir vielleicht den Einwurf machen, wenn die Gefühle zur Kultur des Menschen, und zur Ausbildung und Verbesserung seiner Fähigkeiten, Kräfte und Gesinnungen, alles allein thun, so bleibt ja dem

Verstande dabey nichts übrig, so sind Verstand und Vernunft dabey unnütze Kräfte, und der so sehr gerühmte Vorzug des Menschen, daß er vernünftigen Bewegungsgründen Gehör geben könne, wäre auf solche Weise bloß eingebildet, und im Grunde nichts als eine glänzende Chimäre, oder was sonst dergleichen gehässige Folgerungen mehr seyn möchten.

Der Einwurf hat einigen Schein, allein es liegt ein Misverständniß dabey zu Grunde. Verstand und Vernunft können zwar allerdings bey der Kultur sehr viel, ja das Beste thun, nur nicht als Triebfeder, nicht als wirkende Ursache der Thätigkeit. Verstand und Vernunft sind unstreitig nichts als bloße Erkenntnißfähigkeiten der Seele. An sich selbst betrachtet, geht ihre Bestimmung und ihr Endzweck, wenn sie wirksam sind, bloß darauf, der Seele Licht und Begriffe zu verschaffen, und ihr dabey Einsichten in die Natur und den Zusammenhang der Dinge, nach den Ideen, die der Mensch davon erlangt hat, zu geben, sie bedürfen aber beyde selbst erst gewisser Veranlassungen und Triebfedern, ehe sie sich wirksam erweisen können, indem sie an sich selbst keine Quellen der Thätigkeit sind. Beyde bilden zwar in uns die Begriffe von unsern Gefühlen und den Einflüssen derselben auf uns, wenn aber diese Begriffe weiter nichts als Verstandsbegriffe, oder abstrahirte Kenntnisse sind, und wenn sie, Andern mitgetheilt, gleichfalls weiter nichts als allein diese abstrakte Kenntnisse hervorbringen, so bleibt die Seele dabey übrigens ungerührt, und unthätig; es werden dadurch allein keine Triebfedern in ihr rege, und die bloß auf solche Weise erzeugten Begriffe müssen, in Absicht unserer Handlungen und unsers Verhaltens, ganz ohne Folgen bleiben.

Wird das Gebiet und die Wirkungen des Verstandes, wie es sich gebührt, von dem Gebiete und den Wirkungen der Gefühle genau abgesondert, so kann in keinerley Betracht dem ersteren eine treibende und bewegende Kraft beygemessen werden. Der Verstand ist eine Fähigkeit der Seele, die weder bestimmt noch im Stande ist, dieselbe zu bewegen; sein Endzweck besteht bloß darinn, der Seele, wenn sie bewegt ist, ein Licht vorzutragen, und ihr zu leuchten, damit ihre Wirkungen nach Maaßgabe dieses Lichts sich äußern und den besten Weg nehmen mögen. Die Erfahrung bezeugt es übrigens genugsam, daß der geübteste und aufgeklärteste Verstand weder an der Kultur unserer Gesinnungen, noch an der eigentlichen Regierung unsers Willens und Verhaltens, man mag seine wahre Bewegungsgründe auch noch so sehr dahinter zu verstecken suchen, sonderlichen Antheil habe. Beydes wird allein von Gefühlen, sowohl gegenwärtigen als vergangenen, worinn allein die wahren Triebfedern bestehen, erzeugt. Auch der größte Verstand verträgt sich oft mit jeder Thorheit, selbst mit jedem Laster.

Die bloße Kenntniß der Dinge, und derjenige Unterricht, den der Verstand allein ertheilt, hat, wenn die Sache genau genommen wird, an sich im geringsten keine Triebfedern für die Seele, diese kann dabey kalt und ungerührt bleiben. Man muß erst die Kunst verstehen, dergleichen Kenntnisse oder Unterricht interessant zu machen, Geschmack dafür beyzubringen, und überhaupt, man muß erst wissen, Gefühle und Rührungen darinn einzuweben, sonst wird mit dem allen nichts ausgetet. Der Grönländer mag in Koppenhagen, oder der Indianer in Madrit, noch so viel Kenntniß von den ausgesuchtesten Vergnügungen des Wohllebens erlangen, kann ihm kein

Geschmack

Geschmack daran beygebracht werden, weiß man diese Dinge nicht in seinen Zustand einzuflechten, und gleichsam ein Bedürfniß für ihn daraus zu machen, so wird er sicherlich sich wieder nach Grönland und Amerika zurück sehnen, und seinen dortigen, uns mühselig scheinenden Zustand, allen Vergnügungen des verfeinerten Wohllebens, dafür er noch keinen Geschmack hat, weit vorziehen.

Wenn es indessen gleich im geringsten nicht die Sache des Verstandes, an sich betrachtet, ist, wirkende Triebfedern selbst zu erzeugen, oder bereits vorhandene für sich selbst in Bewegung zu setzen, so ist ihm doch von einer andern Seite, und besonders in Betracht der Begriffe, die er zusammen stellen kann, und der Erleuchtung, welche er der Seele dadurch verschafft, auf die Leitung unserer Handlungen ein starker und wohlthätiger Einfluß zuzuschreiben.

Der Verstand ist überhaupt die Thätigkeit der Seele, die alsdann geschäftig ist, wenn sie, vermöge der Beachtsamkeit, die vor ihr liegenden Ideen überschaut, Begriffe davon macht, Absichten nimmt, Vorsätze faßt, und zu Ausführung derselben zweckmäßige Mittel wählt. Diese Handlungen, die dem Verstande beygemessen werden, verrichtet die Seele nicht anders als nach Antrieben und vorhergegangenen Veranlassungen, welche ihr von irgend einem Gefühle gegeben worden. Wenn sie aber nach Beschaffenheit der Umstände eine gewisse Absicht einmal gefaßt hat, und einen gewissen Entwurf darnach auszuführen gesonnen ist, so kann sie aus den weitläuftigen Feldern mannichfaltiger Ideen, welche die immer wirksame Association in Menge darbietet, jedesmal die darunter befindlichen zweckmäßigen Rührungen, oder Ideen und nachgelassene Spuren der Gefühle ausheben, und solche zu ihrer gegenwärtigen

wärtigen Absicht als Triebfedern geradezu oder analogisch gebrauchen. Auf diese Weise steht es in unserer Macht, sowohl bey uns selbst als bey Andern die Thätigkeit der Seele zu erwecken, und sie unserer Absicht gemäß auf einen gewissen Weg zu leiten, oder darinn zu unterhalten.

Alle dergleichen Handlungen der Seele sind zwar unstreitig Handlungen des Verstandes und der Vernunft, wenn aber auf diese Weise die Thätigkeit in uns oder in Andern nach einer bestimmten Absicht erweckt und wirksam geworden, so ist es doch offenbar weder der Verstand selbst, als welcher nur diese Rührungen aus dem Magazin der Phantasie herausgesucht, näher herbey gebracht, und zweckmäßig angewendet hat, noch sind es die Begriffe, die er sich davon gemacht hat, welche als die eigentliche unmittelbare Quelle und Triebfedern der erweckten Thätigkeit angesehen werden können. Vielmehr müssen diese einzig und allein in den schon vorhanden gewesenen und itzt nur zweckmäßig wieder rege gemachten Rührungen gesucht werden.

Vernünftige Bewegungsgründe können also in keinem bloß abstrakten und kalten Raisonnement der Vernunft bestehen, denn die Vernunft an sich selbst und alle ihre noch so richtige Schlüsse bewegen für sich genommen nicht. Es kann daher, wenn eine reelle Bedeutung damit verknüpft seyn soll, unter vernünftigen Bewegungsgründen im Grunde nichts anders verstanden werden, als zweckmäßige von der Vernunft absichtlich ausgesuchte Rührungen, um eine gewisse bestimmte Art und Wendung der Thätigkeit der Seele zu erwecken, und in gehöriger Kraft und Wirksamkeit zu erhalten. Eine Erkenntniß überhaupt, die mit solchen Bewegungsgründen die Kraft der Seele le belebt, ist eine lebendige vernünftige Erkenntniß.

So wenig indessen hiernach Vernunft und Verstand eigentliche Triebfedern unserer Thätigkeit sind, so nothwendig müssen sie doch bey unsern Handlungen mitwirken, denn ohne ihre Leitung schwärmen die Gefühle.

Wenn Vorstellungen, die bloß dem Verstande gethan werden, wenn kalte Vernunft und abrestrakte Schlußfolgen, neben der Aufklärung, die sie der Seele verschaffen, auch zugleich die Bestrebungen der menschlichen Thätigkeit lenken und regieren könnten, so wäre die Kultur des Menschen, und dessen Wachsthum in allen Vollkommenheiten, eine leicht auszuführende Sache, und die Menschen würden überhaupt bald zu solchen Geschäften des Verstandes, zu solchen Gesinnungen, und zu solchen Handlungen zu bringen seyn, wodurch sie ihre wahre Vollkommenheit hinlänglich zu befördern im Stande wären; denn es ist in der That leicht, Jemanden durch abstrakte Grundsätze und Schlüsse von dem, was überhaupt zu seinem Besten nöthig ist, zu überzeugen. So aber lehrt es die ganze Geschichte der Menschheit, wie auch noch immer die tägliche Erfahrung, daß kein Mensch je zu Bestrebungen nach dem Genuß gewisser noch so vortrefflichen Dinge, oder zu Anstrengungen, um sich in einen gewissen noch so glücklichen Zustand zu erheben, gebracht worden, wenn man ihm nicht schon vorher ein Gefühl davon beygebracht, und er nicht schon einen gewissen Geschmack an solchen Dingen gewonnen, oder wenn er nicht wenigstens schon von den daher zu erwartenden Annehmlichkeiten analogische Gefühle gehabt hat.

Müßten auch nicht schon die mehresten Nationen fast den höchsten Grad ihrer Kultur erreicht

reicht haben, wenn bloß Unterricht und Vorschrift die Bestrebungen der Menschen leiten könnten? Denn fast überall sind schon die vortrefflichsten Lehren, um vollkommner und glückseliger zu werden, ertheilt worden. Aber es ist nicht genug, daß die Vernunft sagt, das oder jenes gehört zur Vollkommenheit des Menschen und macht seine Glückseligkeit aus, sondern es muß auch zugleich das mitsprechende innerliche Gefühl den Menschen reizen, sich darnach zu bestreben. Es kann zwar ohne Gefühl hinlänglich eingesehen werden, daß Etwas an sich selbst gut ist, aber nicht, daß es auch für uns gut, auch für uns ein Bedürfniß, und unserer eifrigsten Bestrebung werth sey.

Wer Beobachtungsgeist genug besitzt, und in diesem Stück auf sich selbst recht Acht geben kann, der muß vielmals gewahr werden, daß; wenn er erst durch gewisse Gefühle, oder, was einerley ist, durch ein gewisses Interesse, zu die-

diesen oder jenen Gesinnungen, Handlungen und Unternehmungen gestimmt ist, er sodann erst anzufangen pflegt, sich nach den Gründen der Vernunft umzusehen, und sein Gefühl in Raisonnement zu übersetzen, um sich entweder in jenen Gesinnungen zu befestigen, oder aber sie zu entschuldigen und zu rechtfertigen. Findet es sich dabey, daß diese Gründe mit andern schon als richtig anerkannten Grundsätzen harmoniren, so schleichen sich jene unvermerkt an die Stelle der Gefühle ein, und der Mensch beredet sich selbst, indem er nunmehr diese aus der Acht läßt, allein nach jenen gehandelt zu haben. Und das macht es eben so außerordentlich schwer, sich sowohl selbst, als überhaupt den Menschen, von der rechten Seite, und nach seinen wahren Triebfedern, kennen zu lernen.

§. 194.

§. 194.

Der Gesichtspunkt, woraus die Kultur des Menschen zu betrachten ist, und die Folgen der Einschränkung der Gefühle.

Wenn allein in den Gefühlen, die der Mensch bekömmt, die wahren Triebfedern sowohl für den Verstand als für den Willen enthalten sind, so ist leicht zu übersehen, daß auf der Vermehrung und zweckmäßigen Erweiterung der Gefühle, und, worauf dieses zunächst abzweckt, auf der Erweiterung des Selbstgefühls, des Bewußtseyns, und des Begriffs, den der Mensch sich von seinem Selbst macht, nicht allein die Erweiterung der Verstandskräfte und der Erkenntniß, sondern auch die Güte der Gesinnungen und Neigungen, und überhaupt das Zweckmäßige des gesammten Verhaltens des Menschen, beruhen muß. Es kann daher alles, was die Kultur des menschlichen Geschlechts ausmacht und befördert, auf die Erweiterung der Gefühle zurückgebracht, und jede Stuse der Kultur kann nach dem Grade solcher Erweiterung bestimmt werden. Dieses deutlicher aus einander zu setzen, und begreiflich zu machen, ist itzt meine Absicht.

Von je weniger Gefühlen die Menschen belebt werden, oder je eingeschränkter jene überhaupt sind, desto weniger wird diesen Veranlassung gegeben, ihren Verstand zu gebrauchen, oder Erkenntniß zu erwerben, und desto träger, kurzsichtiger, und unüberlegter, wird überhaupt ihre Art zu handeln seyn.

In diesem Zustande hat sich anfänglich das menschliche Geschlecht befunden. Ursprünglich, und so lange die Menschen in einem simpeln und einförmigen Zustande verblieben sind, haben sie keine mannichfaltigen Erfahrungen erlangen, und also auch nur von wenigen Gefühlen betroffen werden können. In einem Zustande,

stande, in welchem der Gefühle überhaupt nur wenige sind, da müssen nothwendig die von der Natur eingepflanzten Triebe die meisten und vornehmsten ausmachen. Der unmittelbare Gegenstand der Naturtriebe ist das Sinnliche und Gegenwärtige, es muß also der Mensch, so lange seine Gefühle noch sehr eingeschränkt sind, nur verhältnißmäßig ein sinnliches und sehr eingeschränktes Selbstgefühl haben, und eben so muß auch der Begriff seyn, den sich sein Verstand von seinem Selbst machen kann.

Da es so wenig angebohrne Neigungen der Seele als angebohrne Begriffe giebt, so läßt es sich, wenn man die Gemüthsbeschaffenheiten der Menschen analysirt, leicht erkennen, daß die Quelle alles dessen, was Gesinnung, Neigung, Begierde und Leidenschaft der Menschen genennt wird, überhaupt allein in den Gefühlen gesucht werden muß.

Das individuelle Temperament eines Jeden, oder die Art und Weise, wie ein Jeder fühlt, oder wie ein Jeder dabey afficirt wird, giebt nur den Gesinnungen, Neigungen, Begierden, und Leidenschaften, ihre individuelle Bestimmung, der Gegenstand aber und das Ziel derselben modificirt sie. Bey ihren Aeußerungen und Ausbrüchen, werden die Begierden und Leidenschaften, nach Verschiedenheit ihrer Natur, Beschaffenheit und Stärke, von mancherley Gemüthsbewegungen begleitet; die Heftigkeit aber, mit welcher sie ausbrechen, richtet sich sowohl nach dem Maaße des Dranges der Bedürfnisse, als nach den größern oder geringern Schwierigkeiten, die dabey schnell oder allmälig überwunden werden müssen.

Dieß vorausgesetzt, kann der Mensch in einem Zustande, in welchem er nur von wenigen Gefühlen belebt wird, auch nicht sehr zahlreiche oder mannichfaltige Neigungen und Leidenschaften besitzen. Er kennt noch die Gegenstände zu wenig von der Seite, von welcher sie ihm Lust oder Unlust gewähren, und übersieht eben so wenig die Folgen seiner Handlungen, als er von seinen künftigen Zuständen rechte Begriffe hat. Seine Neigungen und Leidenschaften müssen, nach Verhältniß seiner eingeschränkten Gefühle, auch nur in einem engen Kreise eingeschränkt bleiben, und dabey meistentheils bloß sinnliche Bedürfnisse zum Gegenstande haben. Dabey aber kann es doch geschehen, daß, wenn eben kein Gegengewichte anderer Gefühle zugegen ist, das ihren Ausbruch hemmt und einschränkt, sie bisweilen doch mit dem heftigsten Ungestüm losbrechen.

Begierden und Leidenschaften können überhaupt grob und wild genennt werden, in so fern das Ziel ihres Verlangens und Bestrebens ein bloß sinnlicher Genuß ist, und sie dabey, was ihre Aeußerung betrifft, unaufhaltsam auf ihren Gegenstand zufahren, um entweder zu genießen oder zu vertilgen.

So lange nun der Mensch nur von wenigen Gefühlen die Erfahrung hat, so lange wird das Gegengewicht, das seinen zu heftigen Begierden entgegen gestellt werden kann, nur geringe seyn, und so lange als nur noch sinnliche Gegenstände ihn zu reizen vermögend seyn werden, so lange muß das Ziel jener Begierden nur noch vornehmlich ein sinnlicher Genuß seyn. In dem rohen Zustande des Menschen, das ist, in einem Zustande, in welchem seine Gefühle nur eingeschränkt sind, müssen die wenigen Begierden und Leidenschaften, die er hat, überhaupt grob und wild seyn.

Das Selbstgefühl ist in Absicht der Seele ein Resultat aller Gefühle und Rührungen,

die

die der Mensch hat und gehabt hat; es entspringt aus den Gefühlen, und enthält alle Triebfedern menschlicher Thätigkeit in sich, folglich ist es auch die jedesmalige Quelle aller Bestrebungen und Wendungen sowohl des Verstandes als des Willens.

Bey nicht zahlreichen Gefühlen, und einem daraus entspringenden eingeschränkten Selbstgefühle, muß es also unmöglich seyn, sehr mannichfaltige und zusammengesetzte Bestrebungen der Thätigkeit überhaupt zu äußern. Viel Betriebsamkeit setzt allemal ein mannichfaltiges Interesse, vielerley Arten der Gefühle, und ein erweitertes Selbstgefühl zum voraus. Wo wenig Triebfedern anzutreffen sind, oder wo sie noch schlummern, da wird kein thätiges Leben und keine sehr vielfache Wirksamkeit bemerkt werden.

In einem Zustande also, in welchem die Menschen noch nicht von vielerley Gefühlen die Erfahrung gehabt haben, wo folglich auch nicht zahlreiche Triebfedern in ihnen wirksam sind, da müssen auch die meisten ihrer Verstandskräfte nothwendig noch ungeübt geblieben seyn, sie werden allenthalben, wo es auf vielfache und anhaltende Thätigkeit ankömmt, nur schwache Bestrebungen äußern, und ihre Erkenntniß kann in solchen Umständen keinen sonderlichen Grad weder des Umfangs noch der Tiefe erlangen. Weitaussehende Entwürfe, die nur von einem kalten und geduldigen Fleiße ausgeführt werden, können in sochem Zustande so wenig in ihre Seele kommen, als tiefsinnige Untersuchungen der Wahrheit ihren Geist beschäftigen werden.

Ueberhaupt müssen die Folgen eines eingeschränkten Selbstgefühls sowohl für den Verstand

stand als den Willen sehr wichtig und mannichfaltig seyn. Der nachtheilige Einfluß desselben muß sich nicht allein in Absicht der Gesinnungen, Neigungen, und Leidenschaften äußern, sondern er wird sich auch in den verschiedenen Arten der Geschäfte und dem ganzen Verhalten des Menschen deutlich spüren lassen. Und wenn von den Gefühlen und ihrer Beschaffenheit, oder dem Selbstgefühl und dem Bewußtseyn, die Entwürfe zur Verbesserung des menschlichen Zustandes, und die Ausführung derselben, wie sicher behauptet werden muß, abhängt, so werden sich auch die nachtheiligen Folgen eines eingeschränkten Selbstgefühls bis auf die Zufriedenheit und Glückseligkeit der Menschen erstrecken.

Die Nachforschung aller dieser Einflüsse, die sich auf jede Fähigkeit und jeden Zustand des Menschen ausbreiten, kann, wenn sie bis auf jeden einzelnen Zweig derselben fortgesetzt wird, dem Untersuchungsgeiste noch ein weites Feld wichtiger Betrachtungen öffnen; ich lasse mich aber, da meine Absicht nur das Allgemeine ist, hier nicht weiter darinn ein, sondern wende mich zu den allgemeinen Folgen der zunehmenden Erweiterung der Gefühle.

§. 195.

Von Vermehrung der Gefühle vermittelst der Sinne, und den allgemeinen Folgen davon in Absicht der Gemüthsbeschaffenheiten des Menschen.

So wie die Gefühle in einem Menschen vermehrt werden, so vermehren sich auch die Triebfedern seiner gesammten Thätigkeit. Es erwachen neue Fähigkeiten in ihm, und seine Kräfte bekommen mannichfaltigere Wendungen.

Erfahrung und Nachdenken, oder Sinne und Einbildungskraft in weiter Bedeutung (§. 165),

(§. 165), sind überhaupt die beyden Wege, und die einzigen Mittel, um nicht allein zu Ideen und Kenntnissen, sondern auch zu Gefühlen zu gelangen. Die Werzeuge der Sinne und der Einbildungskraft sind also auch zugleich die Werkzeuge, durch deren Dienst der Mensch zu Gefühlen gebracht werden kann. Es giebt also einen zwiefachen Weg, auf welchem die Gefühle vermehrt und erweitert werden können. Zuerst betrachte ich hier die Erweiterung der Gefühle durch die äußern Sinne überhaupt.

So oft ganz neue Gegenstände, oder ganz neue Seiten schon bekannter Dinge, einen fühlbaren Einfluß auf uns äußern, das ist, so bald es fühlbar wird, daß solche Dinge überhaupt angenehme oder unangenehme Eindrücke und Empfindungen in uns veranlassen, so oft bekommen wir ein neues Gefühl, und derselben Anzahl vermehrt sich überhaupt. Gegenstände, die ein Gefühl erwecken, oder Ideen, die mit Gefühlen verbunden sind, und dadurch selbst rührend werden, erregen auch die Aufmerksamkeit, und ziehn unsre Betrachtung auf sich; sie werden verhältmäßig uns interessant, und wir hören in Ansehung ihrer auf, gleichgültig zu bleiben. In dem Maaße also, in welchem sich die Gefühle überhaupt vermehren, in eben demselben nimmt auch die Gleichgültigkeit des Gemüths überhaupt ab, und verringert sich.

Gegen alles, was uns angenehm ist, fühlen wir eine Zuneigung und einen gewissen Hang, so wie sich im Gegentheile gegen alles, was unangenehm ist, eine Abneigung spüren läßt. Da nun alle Gefühle entweder aus angenehmen oder unangenehmen Eindrücken bestehen, so muß jede Vermehrung der Gefühle

fühle auch nothwendig eine Vervielfältigung der Zuneigungen und Abneigungen nach sich ziehen.

Wir lernen aus der Erfahrung, und das Geschäfte der Ideenassociirung macht es begreiflich, daß sich sowohl unsre Aufmerksamkeit als auch unsere Zuneigung und Abneigung nicht bloß auf iejenigen Gegenstände einschränken, die geradezu und unmittelbarer Weise durch sich selbst angenehme oder unangenehme Gefühle gewähren, sondern daß sich auch beydes, Aufmerksamkeit und Neigung überhaupt, bis auf diejenigen Dinge erweitert, von welchen jene Gegenstände auf eine fühlbare Art und Weise abzuhangen scheinen. Das, was den gefühlbaren Dingen ihre angenehmen oder unangenehmen Beschaffenheiten giebt, was dieselben vermehrt oder vermindert, wird daher gleichfalls zum Vorwurf unserer Aufmerksamkeit, und zum Gegenstande unserer Neigung.

So

So wie sich also vermittelst der Sinne, und der dadurch unmittelbar erlangten Kenntniß des Zusammenhangs der Welt, die Gefühle des Menschen vermehren, so müssen sich auch nicht allein die Gegenstände seiner Aufmerksamkeit vervielfältigen, seine Zuneigungen und Abneigungen sich vermehren, sondern es wird auch überhaupt die Summe der daraus entspringenden Verlangen, Wünsche, Begierden und Leidenschaften, in gleichem Maaße zunehmen, und der Bezirk der Gegenstände, den sie umfassen, muß sich nothwendiger Weise verhältnißmäßig gleichfalls erweitern.

Die Verbindungen und Verhältnisse, in welchen sich die Gegenstände unserer Bedürfnisse mit so viel andern Dingen in der Welt eingeflochten befinden, von welchen zum Theil ihre Erzeugung, Kraft und Fortkommen, zum Theil aber auch die Mittel, sie zu erlangen, und die

die Umstände, sie recht zu genießen, abhangen, sind von der größten Mannichfaltigkeit und dem weitesten Umfange; ja, weil sich behaupten läßt, daß alles in der ganzen Natur von allen Seiten in dem allgemeinsten und vielfachsten Zusammenhange mit einander steht, und Nichts ganz unabhängig von andern Dingen seyn kann, so läßt sich von daher auch die Möglichkeit einsehen, daß der Mensch nach und nach für alles in der Welt ein gewisses Interesse fühlen, und gegen nichts mehr gleichgültig seyn könne. Hierzu würde weiter nichts erforderlich seyn, als die Menschen von immer mehr Dingen den Einfluß und die Verbindung mit dem, was ihre Bedürfnisse ausmacht, recht kennen zu lehren. Sie müßten auf diese Weise alles ihrer Aufmerksamkeit würdig finden, und ihnen würde der Wohlstand, die Verbesserung und Vervollkommnung von Allem in der Welt am Herzen liegen. Aber das ist

dabey

dabey zu bemerken, daß es Gefühle seyn müssen, welche die Menschen auf diese Erkenntniß leiten, und sie von jenen Einflüssen auf ihr eigenes Bestes überzeugen mußten; denn die Ueberzeugung der Gefühle ist unwidersprechlich, und zieht allemal das Anerkenntniß und den Beyfall des Verstandes nach sich.

In dem Laufe der Welt ereignen sich oft Umstände und Veranlassungen, odet wir gerathen in gewisse Stellungen und Lagen, in welchen manche Dinge, bey denen wir sonst gleichgültig blieben, und die uns sonst ungerührt vorübergiengen, nach und nach anfangen rührend und interessant für uns zu werden, oder aber gewisse Folgen, Verhältnisse, und Verbindungen der Dinge fangen mit der Zeit an, Eindruck auf uns zu machen, und geben eine Veranlassung ab, daß uns jene Dinge selbst, die sonst ohne Gefühl in unsere Sinne

fielen,

fielen, nunmehr interessant, und bisweilen von der äußersten Wichtigkeit für uns werden. In allen solchen Umständen vermehren sich unsere Gefühle sowohl als unsere Neigungen und Begierden, und die Gleichgültigkeit unsers Gemüths verringert sich überhaupt.

Ein anderer natürlicher Weg zur Vermehrung der Gefühle, und den gleichfalls die Sinne öffnen, ist die Gewohnheit. Gewisse Gegenstände, und noch mehr gewisse Verhältnisse, die sich zwischen ihnen und uns befinden, geben unserm Nervensystem, bloß dadurch, daß wir an ihre Gegenwart oder an ihren Genuß gewöhnt worden, wenn sie gleich sonst an sich selbst kein wahrzunehmendes Gefühl verursachen, eine gewisse eigene Art der Existenz, die sich als ein Gefühl eben so bald merklich macht, als solcher Gewohnheit zuwider auch nur die geringste Veränderung damit vorgeht. Ein

Gefühl,

Gefühl, das wir vorher nicht kannten, und ein Trieb nach dem gewohnten Zustand, erzeugt sich dadurch, und lehrt uns neue Bedürfnisse (§. 72). Durch die Gewohnheit entstehen mancherley Gefühle, die überhaupt die Anzahl und den Umfang derselben erweitern helfen, die auch eben so wirksam als andere unsere Aufmerksamkeit erwecken, und neue Neigungen, Begierden und Leidenschaften erzeugen können.

Die Vermehrung und Erweiterung der Gefühle durch die Sinne, oder die Vermehrung der gefühlbaren Erfahrungen, vervielfältiget aber nicht allein die menschlichen Neigungen und Leidenschaften, sondern kann auch die merkwürdige und höchst wichtige Folge haben, daß manche Neigungen und Begierden, wenn sie auch noch so sehr unsere Lieblinge gewesen, doch nach und nach eine ganz andere Gestalt bekommen, und sich sogar in

ganz

ganz entgegen gesetzte Gefühle verwandeln können. Diese Veränderung kann durch einen dreyfachen Weg bewirkt werden.

Erstlich, scheinen bisweilen die ersten Erfahrungen, die der Mensch in Absicht gewisser Gegenstände bekömmt, mit der Befriedigung seiner natürlichen Triebe, und mit seinem ganzen Selbstgefühle, durch und durch in der besten Harmonie zu stehen, sie können auch wirklich sehr angenehme Gefühle gewähren. Mit der Zeit aber, und nach einer längeren Erfahrung, kann der Mensch fühlbar überführt werden, daß sie nothwendig gewisse höchst unangenehme Folgen nach sich ziehen. Dieses nachherige Gefühl der Folgen kann, wenn es stärker und für das Selbstgefühl übe haupt wichtiger ist, als jene erste Erfahrungen, diesen nicht allein allen Reiz benehmen, sondern auch eine wahre Abneigung gegen sie zuwege bringen.

Zweytens, können auch die Gegenstände selbst, die, den erstern Erfahrungen zu Folge, angenehme Gefühle verschafften, in der Folge an und für sich selbst von einer Seite bekannt werden, die sich anfänglich nicht sogleich entdecken ließ, von welcher sie aber unangenehmere Gefühle uns zuziehen, als sie anfangs angenehme gewährten. Es kann also auch auf diese Weise der Reiz mancher Gefühle und der Geschmack daran geschwächt werden, und mancher Gegenstand unserer ersten Zuneigung kann ein Gegenstand der Abneigung werden.

Drittens, lernen wir oft erst nur nach und nach gewisse sehr angenehme Gefühle vom wichtigsten Einflusse für unsern gesammten Zustand kennen, die sich aber entweder in Absicht der Mittel sie zu erlangen, oder im Genusse selbst, mit gewissen andern vormals angenehm

nehm gewesenen Gefühlen auf keinerley Weise vertragen wollen; werden also dadurch gewahr, daß entweder der Genuß der letztern oder der erstern schlechterdings aufgegeben werden muß. Wenn nun das Vergnügen und die angenehmen Folgen der letzteren, das Vergnügen und die angenehmen Folgen der ersteren fühlbar übertrifft, so verlieren diese ihren Reiz; wir opfern sie willig auf, und fühlen weiter keinen Trieb nach ihrem Genuß.

In allen diesen Fällen hat die Vermehrung und Erweiterung der Gefühle die Folge, daß die Annehmlichkeit mancher ersten Gefühle unschmackhaft wird, und sogar anfängliche Zuneigungen sich in Abneigungen verwandeln können. Erweiterte Erfahrung lehret oft Gegenstände kennen, die für die Annehmlichkeiten unsers Zustandes von weit wichtigerm Einflusse sind, als die waren, die wir ehemals über alles schätzten. Eben auf diese Weise kann es aber auch geschehen, daß Gefühle und Gegenstände, die zuerst unangenehm waren, mit der Erweiterung unsers Gefühls anfangen angenehm uud reizend zu werden.

In dieser anfänglichen Unerfahrenheit in den Gefühlen, und in der Eingeschränktheit derselben, liegt offenbar die Quelle aller sogenannten kindischen Neigungen; der größere oder geringere Grad darinn macht den Grund der Verschiedenheit zwischen Männern und Kindern aus. In diesem Gesichtspunkte wird auch der erste rohe Zustand der Menschen die Kindheit des menschlichen Geschlechts genennt, denn, an sich selbst betrachtet, kann wohl die Seele ihrer Natur nach keines Wachsthums, weder an Kraft noch an innerlicher Disposition, fähig seyn, sie ist und bleibt an sich selbst vielmehr unveränderlich (§. 35).

§. 196.

§. 196.

Von Vermehrung der Gefühle vermittelst der Einbildungskraft, und den allgemeinen Folgen davon, in Absicht der Gemüthsbeschaffenheiten des Menschen.

Der Umfang menschlicher Gefühle erweitert sich nicht allein dann, wenn wirkliche Gegenstände von außenher neue Gefühle erzeugen, sondern er bekömmt auch noch dadurch einen ansehnlichen, ja den wichtigsten Zuwachs, daß der Mensch fähig ist, sowohl die Ideen der Gefühle, als der Gegenstände, die sie erregt haben, nach allen Verhältnissen und Beziehungen, die sie auf ihn gehabt, von einander zu trennen, jedes Verhältniß oder mehrere zusammen für sich selbst als ein Ganzes zu denken, und es sich zu einem besondern Gegenstande des Gefühls zu machen. Das ist der zweyte Weg, wodurch die Gefühle erweitert werden, und diesen Weg bahnt sich die Einbildungskraft. Mit unermüdeter Geschäftigkeit arbei-

arbeitet diese in der Kunst, die Gegenstände des menschlichen Gefühls auf unzählige Weise zu vervielfältigen; eine Kunst, die dem Menschen eben so sehr zum Vergnügen als zur Plage gereicht.

Die Einbildungskraft, die, wenn sie bey ihren Produkten die Erinnerung und logische Wahrheit der Dinge nicht zu Rathe zieht, sich aus jeder ihr aufstoßenden Idee, und jedem Verhältnisse derselben, ein besonderes Ganzes zu verschaffen weiß (§. 166), kann, sobald ihr eine reiche und gefühlvolle Phantasie zu Gebote steht, nicht nur jedwedes Gefühl, das von den natürlichen Trieben herstammt, oder durch sie genährt wird, sondern auch jedweden Gegenstand dieser Triebe, eben so, wie die Art und Weise des Genusses desselben, nach allen verschiedenen Verhältnissen, auf eine so mannichfaltige Weise theilen und vervielfältigen, wieder in andere Verbindung zusammensetzen,

ausschmü=

ausschmücken, und ihm so viele eigenthümliche Reize verleihen, daß noch gar nicht bestimmt werden mag, wie weit diese Art der Erweiterung menschlicher Gefühle mit der Zeit noch gehen wird.

Insbesondere sind diejenigen Dinge, die unsern natürlichen Trieben zur Befriedigung dienen, oder sonst Einfluß darein haben, dem unaufhörlichen Spiel und den künstlichen Bearbeitungen der Einbildungskraft ausgesetzt Sie weiß das angenehme Gefühl, das der Genuß jener Dinge mit sich führt, nach gewissen Verhältnissen auch zugleich auf alle die Mittel, die zu Erreichung derselben dienlich sind, auszubreiten, und versteht die gefällige Kunst, den ganzen Weg dahin mit Blumen zu bestreuen. Den Reiz der Gegenstände unserer Bedürfnisse, den sie unmittelbar nur allein selbst besitzen, verbreitet sie auf alle die kleinen Nebenumstände und Verhältnisse, die Quellen oder Ursachen, Mittel oder Wirkungen derselben zu seyn scheinen.

Auf diese Weise muß das Ziel und der Gegenstand menschlicher Neigungen und Begierden offenbar vervielfältiget werden. Der Strom, der sich vorher ganz auf den groben unmittelbaren Genuß selbst ergoß, muß anfangen sich zu theilen, indem er auch zugleich auf jene Nebenumstände, die nun ebenfalls für das Gefühl rührend geworden, geleitet wird. In diesem Fall zieht sich der wirkliche Genuß von den gröbern Gegenständen mehr ab, und dehnt sich zugleich auf jene feinere Kleinigkeiten und Nebenumstände aus, welche die angenehme Aussicht nach dem zukünftigen Genuß noch reizender machen, länger unterhalten, und sie erweitern.

Durch das Geschäfte einer warmen nnd gefühlvollen Einbildungskraft kann also, auf

diesem

diesem Wege, das Ziel und der Gegenstand einer und eben derselben Begierde oder Leidenschaft, ohne daß neue äußere Gefühle hinzukommen, sehr vervielfältiget werden. Wenn nun nicht bloß grobsinnliche Dinge, sondern wenn auch die feinern Verhältnisse davon, für das Gefühl rührend werden, so verfeinern sich die Gegenstände des Gefühls und der Neigungen; und indem eben derselbe Strom der Begierde oder Leidenschaft, dessen Ziel nur ein einziger sinnlicher Gegenstand war, auch auf mehr damit in Verbindung stehende Dinge vertheilt, und auf weniger grobe sinnliche Dinge geleitet wird, so fließt er sanfter und verfeinert sich. Es können also, durch den Dienst der Einbildungskraft, nicht allein die Gegenstände des menschlichen Gefühls, sondern auch das Gefühl selbst, und die daher entspringenden Neigungen, Begierden, und Leidenschaften verfeinert werden. Nicht bloß der grobe Genuß und die körperliche Lust, sondern auch die feinern Situationen und Beziehungen können, von der Einbildungskraft belebt, Gegenstände des angenehmen Gefühls und des Vergnügens werden.

Ausserdem, daß die Einbildungskraft einzelne wirkliche Gefühle nach mancherley Beziehungen und Verhältnissen theilen und verfeinern kann, besitzt sie auch noch das Vermögen, manchen Gegenständen, die an sich selbst kein Gefühl erwecken, die Kraft zu rühren mitzutheilen. Sie weiß zuweilen gewisse ganz gleichgültige Gegenstände von der Seite, die einige Aehnlichkeit mit offenbar rührenden Gegenständen hat, höchst interessant zu machen, und dadurch analogische Gefühle zu erregen. Dieses geschieht besonders, wenn sie mit den Vorstellungen unsers gegenwärtigen oder zukünftigen Zustandes, aus vergangenen

ähnli=

ähnlichen Zuständen, die rührend waren, ähnliche Rührungen zu verbinden sucht. Der gleichgültigste Zustand eines Menschen kann dadurch angenehm gemacht werden. Indem nun die Einbildungskraft diejenigen fühlbaren Beziehungen, welche gewisse Dinge auf uns hatten, auf andere ihnen ähnliche Dinge überträgt, und ihnen dadurch ein ähnliches Interesse mittheilt, so vermehrt sie eben dadurch die Gegenstände unserer Gefühle, und kann auch auf diese Weise unsere Neigungen und Begierden vervielfältigen.

Neben dieser Art der Erweiterung unserer Gefühle, die hauptsächlich in der Verfeinerung und Ausdehnung unsers Gefühls besteht, haben wir auch noch eine andere sehr merkwürdige Beschaffenheit desselben der Einbildungskraft zu verdanken, und das ist die Erhöhung oder Verstärkung unserer Gefühle. Gefühle

werden

werden überhaupt erhöht, wenn dem natürlichen Eindrucke, den sie unmittelbar auf uns machen, noch mehr Kraft, als er an sich selbst hat, und ein stärkerer Reiz mitgetheilt wird. Ein erhöhtes Gefühl giebt seine Beschaffenheiten, oder seine Annehmlichkeiten und Unannehmlichkeiten, tiefer und in weiterem Umfange zu empfinden, als sie sonst nach der Natur des Gegenstandes, der die Ursache davon ist, würden empfunden seyn. Je mehr ein Gefühl erhöht wird, desto mehr fühlt sich die Seele dabey interessirt, und desto mehr fühlbare nahe und entfernt liegende Beziehungen werden dabey empfunden.

Zwey und mehrere Personen, von welchen sonst bekannt ist, ungefähr gleich empfindliche Nerven zu haben, werden doch öfters von Gefühlen, die auf einerley unmittelbarem Eindruck beruhen, sehr ungleich gerührt. Der

Anblick

Anblick des prächtigen Aufgangs der Sonne, der kommende Frühling, eine schöne Gegend mit reizenden Aussichten, oder aber eine rührende Begebenheit, die sich vor ihren Augen zuträgt, sind Dinge, die eben so, wie der Genuß dessen, was zur Befriedigung unserer Bedürfnisse gereicht, ungefähr ein gleiches unmittelbares, oder reines und absolutes Gefühl, in mehreren solchen Personen hervorbringen wird. Der Eine aber wird sich doch oft weit tiefer und stärker davon gerührt finden, und mehr Reizendes oder Rührendes dabey fühlen, als der Andere. Diese Erhöhung des unmittelbaren Gefühls muß hauptsächlich der Einbildungskraft zugeschrieben werden. Eine reiche und gefühlvolle Phantasie bringt mit jedweder auch noch so gleichgültigen Empfindung, nach allen Verhältnissen der Uebereinstimmung, die sie mit andern Gefühlen hat, so viel associirte Rührungen zugleich hervor;

daß

daß es der Seele, oder hier in diesem Fall der Einbildungskraft, leicht wird, sich daraus ein Ganzes zu formiren, und dadurch jene Empfindung selbst höchst interessant, ja oft von der stärksten Rührung zu machen (§. 172). Eben auf diese Weise kann auch auf der andern Seite, nach Veranlassung anderer Umstände und Associationen, der unmittelbare Eindruck bisweilen wieder von der Einbildungskraft sehr geschwächt, und der Reiz desselben stumpf gemacht werden.

Wenn die Phantasie und Einbildungskraft nach und nach die Fertigkeit erlangen, die Gefühle zu verfeinern und zu erhöhen, so wird überhaupt das Ganze des Menschen, oder die Art und Weise, wie er fühlt, und seine Gefühle betrachtet, verfeinert und erhöht. Diese beyde Beschaffenheiten des Gefühls, wenn sie in einem merklichen Grade vorhanden, und beyde mit einander verknüpft sind, geben dem Menschen die merkwürdige Eigenschaft, welche Empfindsamkeit genennt wird. Ein mehr als gemeiner Grad der natürlichen Empfindlichkeit der Nerven, macht die Anlage dazu aus, und eine gefühlvolle Phantasie vollendet sie. Wenn die Empfindsamkeit nicht auf gewisse Gegenstände allein eingeschränkt, sondern allgemein ist, so dehnt sie alle Fähigkeiten gerührt zu werden weit aus, schärft und verfeinert sie. Bloß durch ihren Einfluß werden die menschlichen Neigungen und Leidenschaften verfeinert, die Sitten sanft, und jeder wilde Ausbruch der Begierde zurückgehalten.

Die Empfindsamkeit ist eine Eigenschaft, die sich auch ohne Unterricht und Beyspiel, und ohne andere moralische Mittel, nach und nach von selbst bilden kann. Der Phantasie ist es natürlich, sobald sie erst mit vielen dahin gehörigen Erfahrungen bereichert ist, jedes Gefühl, es zeige sich in welcher Gestalt es wolle, als Trieb, Neigung, oder Leidenschaft, nach gewissen Veranlassungen mit andern vorhergegangen zu associiren, und dadurch dasselbe entweder zu stärken, oder zu schwächen, zu verschönern, oder zu verhäßlichern, und das alles ohne wissentlichen Vorsatz des Menschen. Eben so natürlich ist es der Einbildungskraft, über die Gegenstände unserer Neigungen und Begierden zu brüten, jeden Reiz derselben zur Quaal oder zum Vergnügen auszuspähen, und jede einzelne Quelle davon, die sie auskundschaften kann, den Gegenstand eines besondern oft lang gedehnten Genusses seyn zu lassen; oder, was auf Eins hinausläuft, es ist der Einbildungskraft natürlich, die Gegenstände unserer Neigungen und Begierden zu vervielfältigen und zu verfeinern, die Eindrücke

drücke derselben selbst aber zu verstärken und zu erhöhen.

Sobald also erst die Phantasie von der Erfahrung mit mancherley rührenden Empfindungen und Bildern bereichert ist, sobald fangen die Gefühle an, sich zu verfeinern, und zugleich sich zu erhöhen, obwohl, wenn das alles von selbst geschieht, nur vornehmlich in derjenigen Art der Gefühle, von welchen die Phantasie am meisten voll ist. So kann die natürliche Empfindsamkeit erzeugt, und erweitert werden.

Kann nun das schon eine sich selbst überlassene Einbildungskraft ohne Führung und Unterricht zuwege bringen, wie viel vollkommner und zweckmäßiger muß nicht also die Empfindsamkeit gebildet werden, wenn die Einbildungskraft von dem Verstande erleuchtet, und von der Vernunft zu weisen Absichten geleitet wird! In so fern Absicht und Vorsatz bey ihrer Bildung geschäftig gewesen, in so fern ist sie **eine moralische Empfindsamkeit.**

Diese glückliche Geschäftigkeit der Phantasie und Einbildungskraft, womit sie das Gefühl erweitert, und die **Empfindsamkeit** über immer zahlreichere Gattungen der Gegenstände ausdehnt, findet nur in einer sorgenfreyen heitern Seele Statt. Je mehr ein gewisser Zustand des Menschen mit Beschwerlichkeiten des Lebens zu kämpfen hat, je mehr der Mensch darinn mit groben Arbeiten und unumgänglichen Mühseligkeiten beladen ist, desto weniger wird seiner Einbildungskraft Muße und freyes Spiel genug gelassen, um das Gefühl der natürlichen Triebe zu verfeinern, oder die Gegenstände derselben und das Ziel, das ihnen gesteckt ist, in jedem Verhältnisse und jeder Beziehung mit genugsamen Reize zu schmücken,

um

um seine Neigungen und Leidenschaften, ja selbst seinen Genuß, dadurch zu verfeinern. In solchem Zustande kann die Empfindsamkeit nur schwache Wirkungen beweisen, und die Leidenschaften müssen in ihren Ausbrüchen noch nahe an der Wildheit gränzen. Ohne einmal entlegene Völkerschaften hier anzuführen, so geben auch schon diejenigen Stände und einzelnen Personen, die mehr oder weniger in jenem drückenden Zustande sich befinden, ein beweisendes Beyspiel davon ab.

Endlich ist die Einbildungskraft noch wegen eines andern wichtigen Geschäftes, wodurch die Gefühle sehr vermehrt und erweitert werden, berühmt; ein Geschäfte, wodurch sie den mächtigen Einfluß, den sie auf das menschliche Gefühl überhaupt hat, oft sehr gebietrisch zu erkennen giebt. Nämlich, indem sie die Gegenstände und das Ziel derselben vervielfältiget und verfeinert, so nimmt sie bisweilen gewisse sehr feine Verhältnisse derselben, welche auf uns und unsern Zustand Beziehung haben, besonders heraus, giebt ihnen gleichsam eine besondere Existenz, theilt und verfeinert dadurch unsere Triebe, und weiß dann solchen Geschöpfen ihrer Kunst, mit allen den Einflüssen, die nur immer daher für uns entspringen können, eine solche Kraft und so viel Rührendes mitzutheilen, daß wir oftmals darüber sowohl die wirklichen Gegenstände, woher sie genommen sind, als den eigentlichen Zusammenhang dieser verfeinerten Triebe mit den wahren Bedürfnissen unserer Natur, ganz aus den Augen verlieren, und uns von ganz neuen Trieben beseelt zu seyn glauben. In dergleichen gar nicht seltenen Fällen, gewinnen diese bloß eingebildete Gegenstände eine weit größere Macht und stärkeren Reiz, als die wirklichen und reellen, und der Mensch kann, wenn sie ihm einmal in diesem

sem Lichte erscheinen, nicht anders als sie mit zu den dringendsten Bedürfnissen zählen. Dergleichen Gegenstände sind besonders die übertriebenen Ideen von Ehre, Ruhm, und gewissen mehr auf Einbildung als Wirklichkeit beruhenden Situationen eines recht hoch getriebenen Wohllebens.

Auch auf diese Weise vermehret die Einbildungskraft unsere Gefühle, und folglich auch unsere Neigungen und Begierden. Wahr ist es zwar, daß sie dabey, anstatt reeller und natürlicher Gegenstände, nur eingebildete und erkünstelte unterschiebt; nichts desto weniger aber bleiben doch die Gefühle, die dadurch in uns erweckt werden, an sich selbst wirkliche Gefühle, und daher ist es auch für die Ruhe und Zufriedenheit der Menschen einerley, ob die daher entspringenden Bedürfnisse reell oder nur eingebildet sind. Beyde Arten wollen, wenn sie einmal da sind, befriediget seyn; beyde erregen wirkliche Begierden, erfüllen mit gleicher Unruhe das Herz, und sind gleich starke Triebfedern zu den wichtigsten und mühsamsten Unternehmungen.

§. 197.

Von den allgemeinen Folgen der Erweiterung der Gefühle überhaupt, in Absicht auf das Selbstgefühl, und das gesammte Verhalten der Menschen.

Wie sich die Folgen der Vermehrung der Gefühle, in Absicht der Gemüthsbeschaffenheit des Menschen, und in den Wirkungen sämmtlicher Erkenntnißkräfte, spüren lassen, so offenbaren sie sich auch, und noch merklicher, in seinen Bestrebungen, Geschäften und Unternehmungen. Eben so, wie der Mensch von erweitertem Gefühl für eine größere Anzahl Dinge Aufmerksamkeit bekömmt, wie die Wirkungen seines Verstandes sich auf mehr Gegenstände wenden, tiefer in die Natur derselben eindringen, und wie seine Neigungen, Begierden und Leidenschaften einen weiteren Kreis von mannichfaltigen Gegenständen umfassen, so erweitert sich auch in allem Betracht die Sphäre seiner Wirksamkeit; seine Absichten und die Entwürfe seiner Unternehmungen breiten sich mehr aus, und der Eifer in Anwendung der Mittel, die zu ihrer Ausführung dienen, wird weit unverdrossener und anhaltender; ja überhaupt Fleiß, Betriebsamkeit und ausdauernde Geduld müssen, nach allen ihren Zweigen oder Ableitungen, wachsen und stärker werden.

Das Selbstgefühl überhaupt, oder, was einerley ist, der Begriff, den sich der Verstand von unserm Selbst macht, ist, so wie von unsrer Gemüthsbeschaffenheit und Denkungsart, auch von unsern Handlungen und unserm ganzen Verhalten die einzige Quelle, und dabey der Gesichtspunkt, aus welchem beydes, Denkungsart und Verhalten, bestimmt wird. Um mehr in gerader Linie abzusehen, wie aus dem Selbstgefühle die Gesinnungen, oder die Anlagen zu gewissen willkürlichen Handlungen, und das ganze Verhalten des Menschen entspringt, und wie dieses nach jenem modificirt wird, will ich hier noch einige Bemerkungen darüber zu den vorigen hinzufügen.

In seinem ganzen Umfange betrachtet, besteht das Selbstgefühl allemal mehr aus vergangenen, als aus gegenwärtigen Gefühlen, indem erst die Associirung dieser mit jenen dasselbe ganz ausmacht (§. 194). Es muß daher der Inbegriff und Umfang desselben allemal um so viel größer seyn, als Jemand längere Erfahrung und mehr Gefühle gehabt hat.

Daraus folgt zweyerley: Erstlich, jedwede Vermehrung der Gefühle muß zugleich eine Erweiterung des Selbstgefühls seyn; denn jedes neue Gefühl zieht die Aufmerksamkeit auf einen neuen Gegenstand, und vermehrt also nicht allein den Umfang der Dinge, die uns interessiren, sondern lehrt uns auch dabey allemal eine neue Seite von uns selbst kennen. Der Verstand findet auf diese Weise entweder neue Zuthaten zu dem Begriffe, den wir von uns selbst schon hatten, hinzuzuthun, oder doch demselben überhaupt eine neue Wendung und eine andere Modification zu geben. Von je mehr verschiedenen Gefühlen wir also betroffen und gerührt werden, desto mehr verschiedene Seiten lernen wir von unserm Selbst kennen, und desto mehr Ausdehnung bekömmt unser Selbstgefühl, unser Bewußtseyn, und der Begriff, welchen wir von unserm Ich haben (§. 146).

Zweytens, wenn von gegenwärtigen Gefühlen die Seele gereizt wird, sich thätig zu beweisen, so wird diese Thätigkeit, und die Richtung derselben, nicht immer allein von den gegenwärgenwärtigen Gefühlen, sondern auch sehr oft von den vergangenen zügleich bestimmt, und modificirt. Nach den Gesetzen der Ideenassociation, macht jedwedes gegenwärtiges Gefühl viel vergangene wieder rege, und die Seele, welche alle mit einander vergleicht, und sie auf einen Gesichtspunkt bringt, handelt und wirkt allein nach dem Resultat derselben, das sie itzt eben, nach Beschaffenheit der Veranlassungen, gewahr werden kann, und gewahr wird.

Es sind also nicht sowohl die einzelnen unmittelbaren Gefühle, als vielmehr das ganze Selbstgefühl selbst, und der Begriff, den wir von unserm Ich haben, die wahre Quelle und der eigentliche Bestimmungsgrund unsers jedesmaligen Verhaltens. Der Mensch ist wirksam, und handelt zuverläßig nicht immer nach den unmittelbaren Anreizungen gegenwärtiger Gefühle, sondern weit mehr nach seinem ganzen

zen

zen jedesmaligen Selbstgefühl, und nach dem Resultat seines jedesmaligen Gesichtskreises, in welchem sich allemal viel vergangene Gefühle mit einmischen. Wer das Verhalten der Menschen beobachtet, wird bald finden, daß sich dasselbe nur selten aus den gegenwärtigen Anreizungen und Gefühlen erklären oder herleiten läßt; wer nur allein auf diese sieht, muß nothwendig in jenem vieles unerklärlich finden.

So lange nun die Anzahl der Gefühle, die den Menschen beschäftigen, nur geringe ist, und das ist der Fall, worinn der Mensch in seinem ursprünglichen Zustande sich befunden, so lange müssen desselben meiste Gefühle bloß sinnlich seyn, er wird nur wenige Seiten von Sich kennen, und sein Selbstgefühl wird höchst eingeschränkt seyn, und nicht über die Schranken seines Körpers sich hinaus erstrecken. Die Triebfedern, die auf seinen Verstand und sein Verhalten wirken, müssen daher gleichfalls nur in geringer

ringer Anzahl vorhanden und so wie seine Gefühle seyn. So eingeschränkt als sein Selbstgefühl und der Begriff von seinem Selbst ist, eben so eingeschränkt und enge muß auch der Begriff von dem seyn, was er als das Seinige und als sein Eigenthum ansieht; beydes wird sich anfangs nur unmittelbar auf seinen Körper und das erstrecken, was zur täglichen Befriedigung seiner sinnlichen Naturbedürfnisse gehört.

Der Umfang des Selbstgefühls eines Menschen begränzt allemal das Ziel aller seiner Wünsche, Neigungen und Begierden, und schließt alle Triebfedern seiner gesammten Wirksamkeit, sowohl des Verstandes, als des Willens, ein; so enge oder erweitert das erste ist, so sind es verhältnißmäßig auch die letztern. Das höchste Gut des Menschen in seinem ursprünglichem Zustande, da sein Selbstgefühl höchst eingeschränkt war, muß allein die Befriedigung

friedigung

friedigung seiner sinnlichen Begierden gewesen seyn.

Wenn die Gefühle sich anfangen zu erweitern, und dadurch neue Gesinnungen, Neigungen, Begierden, und neue Triebfedern entstehen, so gesellen sich auch nach den Gesetzen der Ideenassociation diejenigen Gefühle und Rührungen allmälig zu einander, die theils auf ähnlichen Sensationen beruhen, theils ähnliche Wirkungen hervorbringen. Die Gefühle, welche zusammen ähnliche Perceptionen des Angenehmen und Unangenehmen, oder ähnliche Gesinnungen, Zuneigungen und Abneigungen erregen, fangen nach und nach an, gewisse verschiedene Seiten des Menschen auszumachen, das Selbstgefühl wird bey solcher Erweiterung gleichsam in mehrere Arten und Gattungen abgetheilt, und diese geben unserm Selbst, nach Beschaffenheit ihrer verschiedenen Gesichtspunkte und Endzwecke, wohin sie führen, gewisserwissermaaßen so viel besondere Arten der Existenz, wovon bald die eine, bald die andere, je nach dem diese oder jene Gattung der Gefühle in unserm Gesichtskreise herrschend ist, sich wirksam beweiset. Eine jedwede Gattung des Selbstgefühls, oder, ein jedweder Inbegriff ähnlicher Gefühle, welcher auch zugleich als ein Inbegriff ähnlicher Triebfedern betrachtet werden muß, bekömmt, wenn er nach seinen Verhältnissen merklich wird, einen besondern Namen, und wird, bald als Gefühl überhaupt, bald als Trieb, bald als Hang, charakterisirt. Die Gefühle einer jedweden Seite des Selbstgefühls stehen mit einander in Verwandtschaft, erwecken einander wechselsweise, geben zusammen der Seele einen gemeinschaftlichen Gesichtspunkt, aus welchem der Verstand in Dingen, welche diese Art der Gefühle betreffen, urtheilt, und nach welchem die Thätigkeit in jedem Falle wirksam wird.

So-

Sobald der Mensch mit bloß sinnlichem Selbstgefühl durch neue Gefühle nach und nach belehrt wird, daß auch, außer den Dingen, die seinen Sinnen schmeicheln, und seinen natürlichen Bedürfnissen zur Befriedigung dienen, überhaupt noch andere in Menge vorhanden sind, die, vermöge gewisser Verhältnisse, Wirkungen und Folgen, noch weit angenehmere Einflüsse für sein gesammtes Gefühl haben, und ihn, vermöge gewisser fühlbarer Beziehungen, die sie auf ihn haben, in noch weit glücklichere Situationen setzen, als es die großen Gegenstände seiner sinnlichen Bedürfnisse zu leisten im Stande sind, sobald erweitert sich nicht allein sein Selbstgefühl von einer gewissen Seite, sondern es verfeinert sich auch; es entstehen neue Bedürfnisse und neue Begierden, er bekömmt neue Aufklärungen über den Begriff, den er sich von seinem Selbst machen muß, die Triebfedern seiner Handlungen vervielfälvielfältigen und verfeinern sich, und indem er bemüht ist, die Quellen eines bessern Wohlstandes in seine Gewalt zu bekommen, so vergrößert er den Umfang dessen, was er das Seinige nennt, und der Begriff von Vermehrung seines Eigenthums fängt an, mehr schmeichelhaftes und angelegentliches für ihn zu bekommen.

In so fern nun insonderheit der Mensch anfängt, die Vortheile und Annehmlichkeiten zu fühlen, die überhaupt von dem Wohl anderer Menschen, und besonders von ihrer Geneigtheit und Freundschaft gegen sich, auf ihn und seinen gesammten Zustand sich verbreiten können, so erweitern diese Gefühle in so fern sein erstes eigennutziges Selbstgefühl, und dasselbe fängt an, von der Seite, wo es vorher grobe Eigenliebe war, sich nach und nach zu verfeinern, und Menschenliebe, Wohlwollenheit und Freundschaft hervorzubringen. Es erzeugen sich die geselligen Neigungen, und das

Herz

Herz fängt an, von edlern Triebfedern belebt zu werden. Das Wohl und die Geneigtheit Anderer gegen sich wird ihm allmälig zum Bedürfniß, und um dieses zu befriedigen, erwacht eine Menge ihm bisher unbekannt gebliebener Triebfedern, welche oft, nach Beschaffenheit jener Gefühle, mit ganz außerordentlicher Kraft wirksam werden. Auf diese Weise kann überhaupt die grobe Eigenliebe zur feinern Selbstliebe, und der Mensch selbst gesellig, wohlwollend, dienstfertig und dankbar werden. Die geselligen wohlwollenden Neigungen werden in weichen Seelen noch ungemein dadurch unterstützt und weiter ausgebildet, daß ihnen die Geneigtheit eigen ist, sich selbst bey jeder Veranlassung an die Stelle Anderer zu setzen, und in solcher Lage an den Gefühlen, Bedürfnissen und Verlangen Anderer Theil zu nehmen, und sympathetisch mit ihnen mitzufühlen.

Auf eben diese Weise von Gefühlen belehrt und aufgeklärt, kann sich das Selbstgefühl, und der Begriff, den sich der Mensch von seinem Selbst, und von demjenigen macht, was ihm angenehm ist, noch auf mehrere Seiten erweitern und ausdehnen; so kann, nach Beschaffenheit der Gefühle, Wißbegierde und Ehrliebe, mit dem ganzen Gefolge der Triebfedern des Fleißes und der Geduld, erzeugt und genährt werden; Wissenschaft und Ehre kann zum Bedürfniß werden.

Wenn ferner der Mensch erst auf eine fühlbare Weise hat einsehen lernen, wie viel und wie große Annehmlichkeiten, in Absicht aller seiner künftigen Zustände, bloß von seinen Handlungen und seinem gegenwärtigen Verhalten abhängen, was für Vollkommenheiten oder Verdienste er sich zuvor erwerben muß, um in Zukunft des Genusses eines angenehmern Zustandes versichert zu seyn, und ist er

erst

erst durch Erfahrungen überzeugt, daß viel künftige Ereignisse sowohl in der physikalischen als moralischen Welt, welche für ihn die glücklichsten Einflüsse haben können, durch den vorsichtigen Gebrauch seiner Kräfte allmälig veranstaltet, wenigstens veranlasset werden können, so fängt er mit Ernst an, für seine zukünftigen Zustände, und sein künftiges Selbstgefühl, Sorge zu tragen, und kann sich dann von Triebfedern belebt fühlen, deren Kraft und Stärke er vorher gar nicht kannte. Der Vorschmack jener künftigen Annehmlichkeiten kann ein so kraftvolles Gefühl des Vergnügens in ihm erwecken, daß er stark genug wird, um deswillen mancherley gegenwärtigen Genuß aufzuopfern, und mancherley Neigungen und Begierden zu besiegen, wenn sie der Erlangung jener Glückseligkeiten hinderlich seyn sollten.

Wenn zweckmäßige Gefühle, das ist, solche Gefühle, die eine sichere Anleitung geben, das ganze gegenwärtige Betragen immer so einzurichten, daß dadurch unser zukünftiger Zustand unfehlbar glücklicher werde, auf den Menschen gearbeitet haben, so entspringt daraus ein richtiges Selbstgefühl, und der Gesichtspunkt, aus welchem die Handlungen vorgenommen werden, wird richtig angegeben. Den Gefühlen ist es überlassen, das Selbstgefühl zu berichtigen oder zu verführen, und wie dieses jedesmal beschaffen ist, so und nicht anders können wir wirksam seyn, und handeln.

Wo einmal der Genuß des Vergnügens über die Aussicht auf künftige durch selbsteigene Bestrebungen zu erreichende Glückseligkeiten, sie mögen reell oder eingebildet seyn, zum recht dringenden Bedürfnisse geworden, da wächst die Idee unsers zukünftigen Ichs erstaunlich an Werth, und es erzeugen sich ganz außerordentliche Triebfedern. In solchen Fäl-

len

len kann der Mensch sein ganzes gegenwärtiges Selbstgefühl der Zukunft aufopfern, das ist, er kann sich über sich selbst erheben. Wo aber im Gegentheil grobe sinnliche Vergnügungen allein das herrschende Bedürfniß sind, da muß auch natürlicher Weise nur das gegenwärtige Selbstgefühl über alles geschätzt, und allem, was zukünftig ist, vorgezogen werden. Die Sorge für die Annehmlichkeiten des zukünftigen Selbstgefühls muß in diesem letztern Fall nothwendig,. so wie die Idee unsers zukünftigen Ichs, als ein bloßes Hirngespinnst erscheinen, und alle Bestrebungen für das künftige Wohl des Selbstgefühls, die nicht ohne Mühe und Aufopferung manches gegenwärtigen Genusses gelingen können, werden Thorheit zu seyn bedünken; und so kann sich der Mensch unter sich selbst erniedrigen.

Gewisse Erfahrungen und Gefühle, sie mögen wirklich oder analogisch seyn, können solche Triebe in dem Herzen der Menschen pflanzen, und solche Gesinnungen ihnen einflößen, wodurch das Gefühl für die Zukunft dermaassen geschärft nnd empfindsam gemacht wird, daß sie oft mit Freuden ihr ganzes gegenwärtiges Ich ihrem zukünftigen Selbstgefühle aufopfern; ja, von Gefühlen getrieben, kann der Mensch dahin gebracht werden, noch ein anderes Ich, und ein zukünftiges Sein Selbst, höher und weit mehr zu schätzen, als das ganze Selbstgefühl diesseits des Grabes.

Die Möglichkeit der Erweiterung des Gefühls, und folglich auch der Triebfedern im Menschen, beruht, so wie die Möglichkeit seiner darauf sich gründenden Kultur, bloß auf der simplen Einrichtung seiner Natur, vermöge welcher ihm erstlich gewisse Dinge, Verhältnishältnisse, Lagen und Situationen angenehm oder unangenehm seyn können, und zwar beydes in einer unübersehlichen Mannichfaltigkeit, sowohl den Graden als der Beschaffenheit nach; und zweytens, vermöge welcher er, nach den Graden des Angenehmen oder Unangenehmen, alle seine thätigen Kräfte mit Wahl kann wirksam seyn lassen. Diese weise Einrichtung wird zugleich zur Quelle aller seiner Glückseligkeit. Denn wenn der Mensch gleich, so lange er noch keine bessere Gefühle kennt, zuerst lauter Sinnlichkeit und Eigennutz ist, so kann er doch, sobald edlere und zweckmäßige Gefühle in ihm erweckt werden, nicht allein zu dem höchsten Grad seiner Vollkommenheit empor steigen, sondern auch durch sein Verhalten sich nach und nach den glücklichsten Zustand zuwegebringen. Alles wahre Gute und Böse, alles Vollkommene und Unvollkommene in der Welt, kann auf das Gefühl des Angenehmen und Unangenehmen zurückgebracht, und dadurch zur Triebfeder und zum Ziele menschlicher Bestrebung oder Verabscheuung gemacht werden. Gefühle bringen zu Entschlüssen, und Entschlüsse werden oft praktische Grundsätze, die in der Folge eben das Verhalten wirken können, das vorher von den Gefühlen selbst unmittelbar war gewirkt worden.

Die Gefühle, davon das Resultat die Selbstliebe ist, sind auch die Triebfedern, die den Menschen, so lange die Gegenstände seiner Bedürfnisse und Begierden bloß sinnlich sind, zu solchen Handlungen bringen, welche den gröbsten Eigennutz zu erkennen geben; eben dieselben Gefühle sind aber auch zugleich die Triebfedern, wodurch der Mensch, sobald sich die Gegenstände seines Gefühls vermehren, und das Ziel seiner Begierden verfeinert wird, zu dem edelsten Verhalten und den großmü-

thigsten

thigsten Handlungen angetrieben wird. Wer sein persönliches Interesse, seine Gesundheit, ja selbst sein Leben, dem Wohl des Staates, oder wer es, nach dem Drang seines Gewissens, dem Zeugniß der Wahrheit aufopfert, thut im Grunde nichts anders, als daß er entweder die um solcher That willen mit rühmlichen Eigenschaften bekleidete Idee seines künftigen Ichs, und den Vorschmack des Nachruhms, oder aber den künftigen Genuß aller der glücklichen Folgen, die er zuversichtlich durch solche That seinem zukünftigen Selbstgefühle zuzuziehen hofft, dem Genusse gegenwärtiger Vortheile, wovon sich jene hohe und glückliche Idee seines Ichs nicht erwarten läßt, wirksam vorzieht; er thut im Grunde nichts mehr, als der, welcher heute ein geringeres sinnliches Vergnügen fahren läßt, um morgen desto fähiger zu seyn, ein dergleichen weit größeres zu genießen. Die Triebfedern sind bey Beyden eben dieselben, und der ganze Unterschied besteht darinn, daß dem erstern gewisse feinere Gegenstände durchs Gefühl wichtig und zum Bedürfniß geworden, worauf der letztere noch durch keine Gefühle geleitet worden.

§. 198.
Von den Triebwerken der Kultur überhaupt.

Wenn nun wirklich auf die Gefühle so viel ankömmt, und sie allein die Triebfedern ausmachen, die jede Art der Thätigkeit des Menschen mit Wirksamkeit beleben, seinen Verstand erwecken, und demselben die Gegenstände vorschreiben, womit er sich beschäfnget und deren Natur und Zusammenhang er nachforscht; wenn die Gefühle allein, den Fleiß der Menschen und jede Art der Betriebsamkeit nicht nur erzeugen, sondern ihnen auch den Endzweck und das Ziel anweisen, worauf ihr Bestreben sich wendet, wenn, mit einem Worte, te, die Gefühle allein die Triebfedern sind, wodurch alle Kultur menschlicher Fähigkeiten und Kräfte veranlaßt und die weitern Fortschritte darinn gewirkt werden, so kann die Untersuchung der Mittel und Ursachen, wodurch sie in den Menschen erregt werden, und ihren Folgen und Wirkungen die zweckmäßigste Wendung gegeben wird, nicht anders als von äußerster Wichtigkeit seyn.

Zwar läßt sich leicht erkennen, daß nicht jede Art der Gefühle geradezu und in gleichem Maaße geschickt seyn werde, die ächte Kultur des Menschen hervorzubringen, und also auch nicht jede Art der Gefühle die rechten Triebfedern enthalte, die in gerader Richtung den Menschen bewegen und treiben, sich um seine wahre Vollkommenheit und Glückseligkeit wirksam zu bewerben. Der Erfahrung zu Folge giebt es häufige Gefühle sowohl der Sinne

als

als der Einbildungskraft, die, wenn sie gleich der wahren Kultur an sich selbst nicht hinderlich zu seyn scheinen, doch dieselbe nicht sichtbarlich befördern, oder nicht darauf abzwecken, den Menschen ganz mit allen seinen Kräften in einem höheren Grade der Vollkommenheit dazustellen. Es giebt manche Arten der Gefühle, die höchstens nur als Triebfedern einer oder der andern Erkenntnißkraft, und einer oder der andern Art des Verhaltens anzusehen sind, und die in Absicht des ganzen Menschen und seiner wahren Vollkommenheit und Glückseligkeit nicht den geringsten Einfluß haben. Andere, ob sie gleich nicht in gleichem Grade nur einseitige Wirkungen hervorbringen, und einzeln oder gemeinschaftlich vielleicht eine erstaunliche Menge Triebfedern in Bewegung setzen können, sind doch so beschaffen, daß öfters dadurch kein anderer Vortheil gewonnen, und kein anderer Endzweck erreicht wird, als nur die Menschen

in

in weiten Kreisen eitler Begierden und Unternehmungen herumzutreiben, ohne sie dabey in Absicht ihrer ächten Kultur, die allemal am Ende auf den ausgebreitetsten Genuß der möglichst größten Annehmlichkeit ihrer ganzen Existenz abzielen muß, auch nur einen Schritt vorwärts zu bringen. Wie oft trägt nicht selbst ein kultivirter Verstand und eine fertige Vernunft, so schätzbar beyde auch sind, nur wenig oder gar nichts bey, um jenem großen Hauptzweck der Kultur näher zu rücken! Um diesen Endzweck zu erreichen, müssen nothwendig alle Fähigkeiten und Kräfte des Menschen, verhältnißmäßig, zugleich wirken; ja wenn nicht besonders die thätigen Bestrebungen des Menschen ganz darauf hingeleitet werden, so führt selbst Verstand und Vernunft oft auf Abwege, und beyde setzen bisweilen der ächten Kultur die unübersteiglichsten Hindernisse in den Weg.

Weil aber bey dem allen doch nicht zu läugnen ist, daß, wenn gleich unzweckmäßige Gefühle, und einseitige Triebfedern, die Menschen lange Zeit, ja viele Geschlechter hindurch, in manche Labyrinthe eitler Bestrebungen herumgeführt haben, und die Menschen darüber ihre wahre Bestimmung ganz aus dem Gesichte verloren zu haben scheinen, sie doch endlich der *immer fortlaufende* Strom der Gefühle von dem Widerspruche *ihrer* Bestrebungen mit dem Endzwecke ihrer Absicht fühlbar belehrt, so muß zugleich eingeräumt werden, daß die Gefühle in ihrem Fortgange, und am Ende, alle und jede dazu dienen können, das Menschengeschlecht, und wenn die Verirrung auch noch so lange gedauert, doch mit der Zeit wieder auf die rechte Bahn ihrer verkannten wahren Kultur zu bringen.

Die Gefühle lassen sich von keinen Blendwerken, wenn sie auch noch so künstlich zusammengestellt worden, lange täuschen; sie vernichten endlich, indem sie immer lauter widersprechen, alle Systeme falscher und erklügelter Glückseligkeit; und widersprechen werden sie gewiß, sobald der errungene Genuß solcher Glückseligkeit das in der That nicht gewährt, was Hoffnung und Absicht versprach. Der natürliche Strom menschlicher Gefühle klärt am Ende selbst den Verstand auf, und weiset die Vernunft zurechte.

Aus diesem Gesichtspunkte die Gefühle betrachtet, nenne ich überhaupt alles, was Ursache oder Veranlassung giebt, und was ein Mittel ist, Gefühle und Rührungen, sie mögen seyn von welcher Art sie wollen, mittelbar oder unmittelbar in den Menschen zu erregen, Triebwerke der Kultur überhaupt. Denn alles, was ein Mittel ist Gefühle zu erregen, ist auch ein Mittel die Aufmerksamkeit zu erwecken, den Verstand und das Nachdenken zu beschäftigen, Interesse, Neigung und Begierden einzuflößen, und einer jeden Fähigkeit und thätigen Kraft der Seele, Absicht und Endzweck vorzuschreiben.

Von solchen Triebwerken ist die ganze Natur überall voll. Die Menschen werden überall neben ihren Empfindungen auch fast beständig von Gefühlen zugleich betroffen, und diese belehren sie von den Kräften ihres Geistes und Körpers, und reizen sie dabey zum Gebrauch derselben. Was also Ursache und Mittel ist, Gefühle zu verschaffen, das ist auch Ursache und Mittel der Kultur überhaupt. In dieser Rücksicht rechne ich alles, was Gefühl verursachen kann, zu den Triebwerken der Kultur, es mag der Einfluß und

die

die Wirkung der erregten Gefühle in gerader Richtung, oder aber erst durch Umwege, die Ausbildung der Menschen und ihre Vollkommenheit befördern.

Diese Triebwerke erzeugen sich entweder in dem natürlichen Laufe der Dinge gleichsam von selbst, oder sie werden mit Vorsatz und Absicht veranstaltet, herbeygeführt, und angewendet. Im ersteren Falle können sie natürliche Triebwerke der Kultur genennt werden, im letztern aber sind sie in so fern moralisch. Einerley Triebwerk kann, in Absicht der Entstehung, natürlich, in Absicht der Anweudung aber, moralisch seyn. Um ein moralisches Triebwerk zu seyn, ist es nicht nicht nöthig, daß es auch die Absicht, wozu es angewendet wird, erreiche, denn es kann sowohl schlecht ausgedachte als mislungene Triebwerke der Kultur geben. Alle Arten der Triebwerke aber müssen Gefühl im Menschen hervorbringen, die Aufmerksamkeit erwecken, und dem Selbstgefühl, und dem Begriff, welchen der Mensch sich von seinem Selbst macht, einen weitern Umfang geben.

§. 199.

Alle Triebwerke der Kultur liegen überhaupt in dem Zustande der Menschen.

Alles, was die Menschen zu irgend einem Gefühle bringt, liegt allemal auf gewisse Weise in den Umständen, in welchen sie sich befinden, und besonders in den Verhältnissen, welche daraus, nach Beschaffenheit ihrer natürlichen Triebe und ihres Tempaments, für sie entspringen. In diesem Betracht kann und muß der Zustand des Menschen, als das allgemeine große und mächtige Triebwerk angesehen werden, wodurch er zu allen Arten des Gefühls, und zu allen Richtungen und Wendungen, sowohl des Verstandes als Willens, gebracht werden kann. So wie nun der allgemeine Zustand des Menschen alle und jede besondere Zustände desselben in sich begreift, so muß auch in jenem allgemeinen Triebwerke der Kultur ein jedwedes besonderes Triebwerk, entweder offenbar oder versteckt, enthalten seyn.

Wenn man auf die Ursachen und Veranlassungen der menschlichen Gefühle, es sey der Sinne oder der Einbildungskraft, aufmerksam ist, so wird man bald überzeugt werden, daß überhaupt in dem Zustande der Menschen, worunter seine Stellung und Lage in der Welt, seine Erziehung, und alle seine Verbindungen und Verhältnisse mit begriffen werden müssen, allemal die nächste Quelle und das Triebwerk aller seiner Gefühle, so wie überhaupt aller seiner Empfindungen und Vorstellungen, gefunden werden kann. Die unendliche Modification aber, welche diese Gefühle in Personen von einerley Zustand erleiden, hängt nicht sowohl von den Triebwerken selbst ab, als vielmehr von der Verschiedenheit der Temperamente, und der Stärke oder Schwäche sowohl der natürlichen Triebe, als auch der verschiednen Gewohnheiten.

Es ist offenbar, daß in dieser allgemeinen Bedeutung, der Zustand der Menschen, ihnen allemal ihre jedesmaligen Bedürfnisse fühlbar macht. Diese Gefühle enthalten die Triebfedern, welche die Menschen sowohl zum Gebrauch ihres Verstandes, als zur Anstrengung ihrer thätigen Kräfte, und zu Handlungen und Unternehmungen, antreiben. Der Mensch mag lso in einen gewissen Zustand gerathen seyn, auf welche Art und Weise es wolle, er mag sich auch selbst hinein versetzt haben, oder andere mögen daran gearbeitet

und

und ihm denselben bereitet haben, so ist es gewiß, daß darinn allemal der Grund und die Ursache des Gefühls seiner Bedürfnisse, sie seyn von welcher Beschaffenheit sie wollen, angetroffen werden wird.

Sobald der individuelle Zustand eines Menschen verändert wird, sobald verändern sich auch mit demselben seine Gefühle, und in so fern auch alles, was darauf beruht. Der Verstand bekömmt andere Beschäftigungen, und die Gesinnungen eine andere Wendung. Es werden neue Triebfedern entstehen, und andere ihre Kraft verlieren. Ein veränderter Zustand erzeugt nothwendig, in so weit als er wirklich verändert ist, ein verändertes Selbstgefühl, und muß auch natürlicher Weise, in mancherley Betracht, einen veränderten Menschen darstellen.

Daß der individuelle Zustand eines jeden Menschen mit seinem Temperamente, und mit den natürlichen Trieben zusammen, nicht allein die Gesinnungen und Begierden desselben bestimme, sondern auch den Grund aller Triebfedern seines ganzen Verhaltens ausmache, ist so wahr daß es schon längst mit dem besten Erfolge zum praktischen Grundsatze gemacht worden, daß, wenn Jemand zu Etwas, es sey was es wolle, das ihm fremd und ungewohnlich ist, bewogen und gebracht werden soll, man sich dazu einer solchen Art der Gefühle und solcher Triebfedern bedienen müsse, welche ganz aus dem Zustande desselben hergenommen, oder doch damit am treffendsten analogisch sind, und daß, um diese Gefühle desto besser ausfindig zu machen, man sich an des Andern Stelle zu setzen, und sich ganz in desselben Zustand hineinzudenken befleissigen müsse.

Wer

Wer überhaupt recht die Kunst versteht, sich an eines Andern Stelle zu setzen, eine Kunst, die, so leicht sie auch scheint, doch zu den schwersten zu rechnen ist, und wer dabey Jemandes Temperament recht kennt, der sieht sehr oft die innersten und verborgensten Gedanken desselben. Denn alle Wendungen derselben und alle unsere Gesinnungen sind Folgen unserer Gefühle; und diese werden allein durch unsern individuellen Zustand bestimmt.

Auf gleichem Grunde beruht es, wenn die beste Kenntniß der Menschen demjenigen überhaupt zugeschrieben wird, der am besten den gesammten Zustand der verschiedenen Stände unter denselben kennt, und sich am besten und induviduellsten in die Umstände eines Jeden hineinzudenken vermag.

Von dem Zustande eines Menschen hängt es allein ab, was für Dinge Eindruck auf ihn machen, wie er sie ansieht, und zu was für Unternehmungen er dadurch gereizt wird: Denn durch Gefühle kann der Mensch zu allem, was für seine Kräfte nur möglich ist, gebracht werden. Gefühle können alle seine Gesinnungen, Neigungen und Begierden verändern. Oft werden nach Beschaffenheit der Gefühle, welche ein gewisser Zustand hervorbringt, gewisse Dinge als geringschätzig angesehen, die in einem andern Zustande von der größten Wichtigkeit werden. Gewisse mühsame und wirklich große Unternehmungen haben bisweilen in dem einen Zustande der Menschen gar keinen Werth, die in einem andern mit der Unsterblichkeit gekrönt werden.

Mit einem Worte, der Zustand der Menschen giebt ihnen ihre Gefühle, ihre Gesinnungen und ihre Begierden, hilft ihnen ihren Verstand aufklären, ihre Vernunft zurechte weisen,

sen, und läßt sie die Mittel erfinden, ihren Bedürfnissen abzuhelfen; und ist folglich das allgemeine mächtige Triebwerk ihrer Kultur.

§. 200.

Ob die Triebwerke der Kultur in dem innerlichen oder äußerlichen Zustande der Menschen zu suchen sind?

Der Zustand des Menschen wird nicht ohne Grund in den innerlichen und äußerlichen abgetheilt. Zu jenem gehören seine Kräfte und innere Eigenschaften mit allen ihren Beschaffenheiten, und dieser besteht in dem Inbegriffe aller seiner Verhältnisse und Beziehungen gegen äußere Dinge. Es kann daher leicht die Frage entstehen, ob die Triebwerke der Kultur in beyden Zuständen, oder nur in einem, und in welchem, angetroffen werden?

Wenn man den innerlichen Zustand in Rücksicht auf solche Frage betrachtet, so läßt sich darinn zweyerley unterscheiden: erstlich, der innerliche natürliche Zustand, oder die Kräfte, das Temperament, und die Anlagen und Dispositionen, wie sie natürlicher Weise und ohne alle Kultur beschaffen sind; und zweytens, der innerliche erworbene Zustand, oder die, durch Uebung und Kultur der natürlichen Anlagen und Dispositionen, erworbenen Fertigkeiten und Eigenschaften, sowohl der Erkenntniß, als des Selbstgefühls, der Gesinnungen und der Neigungen.

Daß nun der innerliche natürliche Zustand des Menschen an sich selbst kein eigentliches Triebwerk der Kultur in dem Verstande, den ich damit verbunden, seyn könne, ist an sich klar. Denn die ersten Anlagen sowohl des Temperaments als aller anderen Fähigkeiten, welche der Mensch von Natur besitzt, und die ihn fähig machen, sowohl Kenntnisse zu erlangen,

gen, als denselben gemäß zu handeln, müssen erst durch Empfindungen und Gefühle zu wirksamen Kräften erhoben werden, und müssen erst dadurch Leben und Richtung erhalten. Folglich müssen erst Triebwerke auf sie arbeiten, und ihre Federkraft beleben. Die inneren natürlichen Beschaffenheiten der Menschen sind gleichsam der noch ungebaute Boden, worauf, durch Hülfe der Triebwerke der Kultur, die Gefühle gepflanzt und gepflegt werden, welche nach Beschaffenheit des Bodens mit der Zeit vollkommnere oder unvollkommnere Früchte hervorbringen.

Was den innerlichen erworbenen Zustand betrifft, so ist zwar nicht zu läugnen, daß, wenn erst der Mensch einen gewissen Grad der Erkenntniß erlangt hat, wenn sein Selbstgefühl schon erweitert, sein Verstand geübt, und seine Neigungen schon eine gewisse Stärke bekommen

kommen haben, daß sodann diese Beschaffenheiten, als Triefedern, auch ohne weitere Veranlassung, für sich selbst auf desselben fernere Kultur fortzuwirken im Stande seyn werden, und daher auch in so fern als innere Triebwerke mit angesehen werden könnten. Allein, wenn man die Sache genau betrachtet, so ist es klar, daß dergleichen innere erworbene Beschaffenheiten, ob sie gleich Triebfedern in sich enthalten können, doch an sich selbst Kulturwerke und Wirkungen vorhergegangener äußerer Umstände sind. Dabey denn auch noch das zu merken ist, daß, wenn diese innere erworbene Eigenschaften für sich selbst und ohne äußerliche Triebwerke zu wirken scheinen, sie doch diese ihre Kraft allein von den erneuerten innerlichen Gefühlen bekommen, welche ehemals ihre erste Veranlassung in gewissen äußeren Ursachen gefunden hatten. Aus diesem

sem Grunde rechne ich alle dergleichen erworbene innerliche Eigenschaften so wenig, als den daraus entspringenden innerlichen Zustand des Menschen, zu den eigentlichen Triebwerken der Kultur. Es können aber wirksame Gefühle darinn enthalten seyn, und in so fern gehören sie zu den Triebrädern im Menschen, die aber erst selbst durch jene Triebwerke belebt und in den Gang gebracht werden müssen.

Der innerliche erworbene Zustand des Menschen ist wie ein kultivirter Boden zu betrachten, auf welchem der Saame, den die Triebwerke der Kultur säen und nähren, um so viel eher aufgeht, und so viel bessere Früchte zeugt, als der Boden selbst in besserer Kultur steht. Die dauerhafte Verbesserung des gesammten innern Zustandes des Menschen ist die Absicht der Erziehung, und der nächste Endzweck der Kultur überhaupt. Sobald dieser Zustand

stand einen merklichen Grad der Vollkommenheit erreicht hat, sobald fängt der Mensch an fähig zu werden, auch seinen äußerlichen Zustand in vielerley Absicht zu verbessern.

Diesen Betrachtungen zu Folge, können die eigentlichen Triebwerke der Kultur nirgend anders, als in dem äußerlichen Zustande der Menschen, gesucht werden. Alle Mittel und wirkende Ursachen, die den Menschen bewegen sollen, seine Fähigkeiten und Kräfte auszubilden, und sich selbst vollkommener und zugleich glücklicher zu machen, müssen in solchen Veranstaltungen und Umständen bestehen, welche den äußern Zustand desselben betreffen, und je besser und fühlbarer sie in demselben eingeflochten sind, desto besser und unfehlbarer wird ihre Wirkung seyn.

§. 201.

§. 201.

Von der Vollkommenheit der Triebwerke der Kultur überhaupt, und ihrem verhältnißmäßigen Werthe.

Alle Triebwerke der Kultur, sowohl die, welche schon natürlicher Weise in jedem äußern Zustande der Menschen liegen, als auch die, welche erst mit Absicht und Vorsatz hineingebracht werden, sind, wie leicht zu erachten, nicht alle von gleichem Werthe. Eine Untersuchung der Gründe, worauf dieser Werth beruht, kann hier füglich vor der nähern Betrachtung der einzelnen Triebwerke selbst vorhergehen.

Ueberhaupt besteht die allgemeine Vollkommenheit eines Triebwerks der Kultur, an sich selbst betrachtet, darinn, daß es seinem Endzwecke ein gehöriges Genügen leiste. Es muß alle die Gefühle erwecken, welche wirksame Triebfedern seyn können, um den Menschen dazu zu bringen, daß er die Absichten, die dabey zum Grunde liegen, erfülle. Diese allgemeine Vollkommenheit muß in gewisser Maaße allen natürlichen Triebwerken vorzüglich zugeschrieben werden. Die moralischen hingegen sind in diesem Betracht oft höchst unvollkommen, und bringen bisweilen solche Wirkungen hervor, welche der Absicht, wozu sie angewendet wurden, gerade entgegen gehen. Je mehr ein Triebwerk dem ganzen innerlichen Zustande des Menschen gemäß ist, oder, je mehr es den Fähigkeiten, den Kräften und der Erkenntniß der Menschen angemessen ist, zweytens, je deutlicher und wirksamer es auf den Endzweck hinweiset. den es hervorbringen soll, und drittens, je passender und schicklicher es auf denjenigen ußern Zustand und in denjenigen Umständen ist, in welchen sich diejenigen Menschen befinden, auf welche es angewendet wird, desto vollkommner ist überhaupt das Triebwerk an sich selbst.

Allein,

Allein, diese Art der Vollkommenheit, die nur eigentlich das Formelle und Aeußerliche betrifft, kann ein jedes Triebwerk an sich selbst und noch dazu in recht hohem Grade besitzen, dabey aber doch im Grunde auf eine ganz falsche und verkehrte Art der Kultur abzielen. Denn die Gefühle der Menschen können eben so gut zu den edelsten, als zu den niederträchtigsten Endzwecken, rege gemacht und gebraucht werden, sie können eben so gut Triebfedern solcher Handlungen seyn, wodurch die Menschen sich und ihren Zustand vollkommner, als wodurch sie sich unvollkommner machen. Es kann daher die formelle Vollkommenheit eines Triebwerks noch im geringsten nicht den Werth bestimmen, den es in Absicht derjenigen Menschen hat, auf welche es wirkt, sondern das hängt lediglich von der Größe und der Wichtigkeit der Vortheile und Vollkommenheiten ab, welche die Menschen sich zu verschaffen dadurch bewogen werden.

Die wahre Kultur hat, wie vorher angemerkt worden (§. 188), einen zwiefachen Endzweck; die Vollkommenheit des innern, und die Vortheile des äußern Zustandes der Menschen. Beydes zusammen erschöpft erst den ganzen Begriff der ächten Kultur, und beydes erst kann den Menschen ganz glückselig machen. Die Vollkommenheiten des innern Zustandes allein sind, wenn man die Wahrheit aufrichtig gestehen will, eben so wenig hinreichend, den Menschen ganz glücklich zu machen, als es allein die Vortheile des äußsern Zustandes vermögen. Wenn daher gewisse Triebwerke der Kultur die Menschen nur darauf leiten, sich gewisse Vollkommenheiten des einen oder des andern Zustandes zu erwerben, so ist es offenbar, daß solche an Werth und

Güte

Güte denen nachstehen müssen, die den ganzen Menschen nach beyden Zuständen vollkommner und glücklicher machen.

Man darf sich nicht einbilden, daß die Verbesserungen des innern Zustandes schon an sich selbst nothwendiger Weise die Triebfedern in sich enthalten müssen, welche kräftig genug den Menschen bewegen, sich um die wahren Vortheile seines äußern Zustandes wirksam zu bekümmern, oder daß sie schon allein auf die Erreichung des ganzen Endzwecks der Kultur nothwendig führen. Auch die beste Ausbildung der innern Anlagen und Geisteskräfte des Menschen zieht nicht immer diejenige Betriebsamkeit nach sich, die erforderlich ist, um sich allemal in jedem gegenwärtigen Falle zu einem solchen Verhalten zu bequemen, wodurch, nach der unfehlbaren Stufenfolge unserer zukünftigen Zustände, wir uns immer mehr wahres

Vergnügen, und den immer freudigern Genuß unserer Existenz verschaffen könnten. Die besten Geistesfähigkeiten, großer Verstand, ausgebreitete Erkenntniß, und sogar ämsige Betriebsamkeit, wenn sich diese nur hauptsächlich mit dem Erwerb und Genuß der flüchtigen Annehmlichkeiten des jedesmaligen gegenwärtigen Zustandes beschäftiget, können, wie die Geschichte durch häufige Beyspiele älterer und neuerer Nationen beweiset, mit der allerkindischsten Unwissenheit dessen, was für den Menschen auf die Zukunft dienlich ist, sehr gut bestehen, und finden sich auch wirklich oft mit der leichtsinnigsten Gleichgültigkeit gegen künftige Güter verknüpft; ja es kann sogar selbst bey einer nicht gemeinen Erkenntniß der Zukunft, wenn sie bloß als ein Gegenstand für den Verstand behandelt wird, mit der stärksten Empfindsamkeit für gegenwärtige Freuden und Leiden, zugleich eine fast gänzliche

Gefühl-

Gefühllosigkeit in Ansehung künftiger Erfahrungen verbunden seyn.

Wenn also gewisse Triebwerke der Kultur auch noch so sehr auf die Vervollkommnung des innern Zustandes der Menschen abzwecken, oder wenn die Erkenntnißfähigkeiten und der ganze Umfang der Erkenntniß auch noch so sehr kultivirt worden, so kann zwar der Mensch, nach Veranlassung der Umstände, schon sehr große Schritte in dieser Art der Kultur gegethan haben, und doch dabey in Absicht der Kultur seiner Gesinnungen und Neigungen, worauf allein die zweckmäßigen Bestrebungen seiner Thätigkeit beruhen, noch sehr weit zurück seyn.

Hiernach läßt sich leicht erkennen, wie die Kultur eigentlich beschaffen seyn müsse, wenn sie ihrem ganzen Endzwecke ein Genügen thun soll, oder, was für eine Richtung die Triebwerke der Kultur den gesammten Geisteskräften der Menschen geben müssen, um nicht allein diese Kräfte an sich selbst zu vervollkommnen, sondern ihnen auch dasjenige Ebenmaaß der Ausbildung, und die Wendung zu geben, wodurch allein die Menschen fähig werden, sich nach und nach alle die Vollkommenheiten, und den Genuß aller der Güter zu erwerben, welche zu erlangen und zu genießen sie ihrer Natur und Bestimmung nach fähig sind. Es muß nämlich nicht allein die Aufmerksamkeit, der Verstand und die Vernunft, mit allen Wirkungen, die ihnen nur beygemessen werden, hauptsächlich auf die richtige und zuverläßige Erkenntniß sowohl der successiven Stufenfolge aller Zustände des Menschen, als auch der Welt überhaupt, geleitet werden, sondern es muß auch, was das Vornehmste dabey ist, diese Erkenntniß sich zugleich auf die Folgen unserer Handlungen erstrecken, um zum voraus alle

die

die angenehmen und unangenehmen Einflüsse recht einzusehen, welche in Absicht unsers gesammten Zustandes itzt und künftig nothwendig daher entspringen müssen.

Wenn in dieser Absicht der Verstand und die Vernunft recht angebaut sind, wenn die Erkenntniß von dieser Seite gehörig erweitert und berichtiget ist, das ist, wenn der Mensch zu einer rechten Erkenntniß des Werths und der Güte, oder, der Moralität seiner Handlungen gebracht ist, und dann dabey diese Erkenntniß noch von Gefühlen belebt, und ihm interessant geworden, so kann es nicht fehlen, er muß, so lange ihm dieselbe gegenwärtig ist, sein ganzes Verhalten mit wirksamer Bestrebung immer mehr und mehr nach jenen Voraussehungen einzurichten bemüht seyn, er wird manchen aufsteigenden Begierden, in so weit er ihrethalben, und um sie gegenwärtig zu be-

 friedigen,

friedigen, sich des künftigen Genusses wichtigerer Güter und größerer Vergnügungen entsagen müßte, lieber itzt widerstehen, und auch dadurch in sich selbst Kräfte genug fühlen, sie nach Beschaffenheit seiner ihm interessant gewordenen Voraussehungen einzuschränken. Auf solche Weise muß nothwendig die Erweiterung und Bildung der Erkenntnißkräfte, in so weit sie hauptsächlich die Moralität der Handlungen zur Absicht hat, die wahre Glückseligkeit der Menschen in jedem Zustande befördern helfen.

Sehr bemerkenswerth ist es, daß die Beschäftigungen in dieser Art der Ausbildung menschlicher Geisteskräfte zugleich den ausnehmenden Vortheil verschaffen, daß allemal dadurch nicht allein diese Kräfte auch von allen übrigen Seiten zugleich mit kultivirt werden, sondern daß auch eben diese Richtung der Kultur von allen das einzige und sicherste Mittel ist, das rechte Ebenmaaß in der besondern

Bearbei-

Bearbeitung und Bildung einer jeden Seelenkraft zu erhalten, und sie alle in das beste Verhältniß gegen einander zu bringen. Denn sobald eine richtige Erkenntniß der natürlichen Stufenfolge aller Zustände sowohl des Menschen, als der Welt überhaupt, vorzüglich mit zu den Absichten und Endzwecken der Kultur der Seelenkräfte gerechnet, und zugleich damit die Einsicht in die Folgen und Einflüsse unserer Handlungen auf jeden künftigen Zustand unserer Selbst verbunden wird, so schließt diese Erkenntniß, in ihrem gehörigen Umfange betrachtet, da sie auf so mancherley Vorbereitungs- und Hülfswissenschaften beruht, alles in sich, was nur brauchbare Wissenschaft, und nützliche Philosophie genennt werden mag, so wie sie auch, wenn sie rechter Art ist, den wirksamsten Einfluß auf die Gesinnungen und Bestrebungen der Menschen haben muß, als wodurch sie zugleich zur Quelle der Weisheit und

Tugend unter den Menschen werden kann. Wenn ferner die richtige Einsicht in die Moralität unserer Handlungen, und die darauf beruhende Erweiterung und Schärfung des moralischen Gefühls selbst, der Hauptgegenstand der gesammten Kultur ist, so müssen auch nothwendig dabey alle Seelenkräfte, in so weit derselben Wirkung weder im Ganzen noch im Einzelnen der menschlichen Glückseligkeit hinderlich oder im Wege ist, zugleich angebaut und gebildet werden. Diese Erweiterung jener Kräfte auf der einen, und nothwendige Einschränkung auf der andern Seite, ist sowohl das sicherste Mittel, um ihnen allen unter einander das rechte Ebenmaaß zu geben, als auch das wahre Richtmaaß, nach welchem alle schiefe Wendungen und schädliche Auswüchse der Kultur zuverläßig beurtheilt und vermieden werden können.

Dahingegen aber, wenn sich die Kultur der Erkenntnißkräfte nur hauptsächlich mit den Vollkommenheiten derselben, an sich selbst betrachtet, beschäftiget, oder, wenn die ihnen gegebene Richtung hauptsächlich nur auf die gegenwärtigen Zustände der Menschen eingeschränkt bleibt, und folglich die ganze Betriebsamkeit, vornehmlich nur in Absicht auf die Verschaffung und den Genuß der Vortheile und Annehmlichkeiten dieser gegenwärtigen Zustände, rege gemacht und unterhalten wird, so mag jene Kultur noch so glücklich betrieben und der Umfang menschlicher Erkenntniß dadurch noch so sehr erweitert seyn, es werden doch immer noch viel Seiten des Menschen, und zwar die wichtigsten, nebst einer Menge nützlicher Kenntnisse unangebaut liegen geblieben, und dagegen mancherley irrige und eitele Bestrebungen, die dem Fortgange der ächten Kultur, und dem wahren Wohl der Menschheit zuwider sind, auf die Bahn gebracht worden seyn.

Aus diesen Betrachtungen erhellet, daß, je mehr die Triebwerke der Kultur geschickt sind, die Menschen in solche Umstände und Lagen zu versetzen, die sie zum Nachdenken über sich selbst reizen, ihre Aufmerksamkeit auf den Einfluß und die wahre Beziehung ihres jedesmaligen Verhaltens gegen ihre gesammte Glückseligkeit rege machen, sie auch dabey auf die richtige Erkenntniß ihres gesammten gegenwärtigen und künftigen Zustandes führen, und je mehr und besser solche Triebwerke es ihnen zugleich als ein dringendes Bedürfniß zu fühlen geben, daß sie ihre Handlungen und ihr ganzes Verhalten jenen Voraussehungen gemäß einrichten müssen, desto vortrefflicher sind die Triebwerke selbst, und desto größer ist ihr Werth. Daher gehören bisweilen ein sich selbst zugezogenes Kran-

kenlager,

kenlager, oder ein verschuldetes Gefängniß, unter günstigen Nebenumständen, zu den besten Triebwerken der Kultur.

Wenn die Triebwerke nach den nothwendigen Folgen, welche sie, vermittelst der Gefühle, die sie erregen, auf die Bildung und das Verhalten der Menschen haben, eingetheilt werden, so sind die vorher allgemein beschriebenen **Triebwerke der Moralität** unter allen am vortrefflichsten und vom größten Werthe; sie vervollkommnen jede Fähigkeit und jede Kraft der Seele, sie bringen dieselben alle unter einander in ein gehöriges Verhältniß, sie erleuchten dabey die Erkenntniß der Menschen in Absicht alles dessen, was ihr wahres Bestes und ihr größter Vortheil ist, und sie erwecken und unterhalten die zur wahren Glückseligkeit der Menschen zweckmäßigste Betriebsamkeit; welches alles Wirkungen sind, die von Triebwerken,

deren

deren Endzweck sich allein auf die Erkenntniß einschränkt, nicht erwartet werden dürfen.

§. 202.

Von einigen einzelnen Triebwerken der Kultur.

Die einzelnen Triebwerke der Kultur sind unzählich, und eben so verschieden und mannichfaltig, als es die Ursachen und Mittel sind, welche den äußern Zustand des Menschen nach allen seinen individuellen Beschaffenheiten bestimmen, und verändern können. Alles, was in unserm äußern Zustande liegt, hat mittelbarer oder unmittelbarer Weise Einfluß aufs Gefühl, lehrt Bedürfnisse, erregt Thätigkeit, und gehört in so fern zu den Triebwerken der menschlichen Kultur.

Man darf nicht erwarten, hier ein Verzeichniß aller einzelnen Triebwerke, und ausführliche Betrachtungen darüber, anzutreffen.

Die

Die Materie ist zu reich, um in diesem Werke Platz zu haben, und könnte allein einige Bände anfüllen. Ich habe nur einige Bemerkungen ausgehoben, um dadurch Anlaß zum weitern Nachdenken darüber zu geben.

So wie der erste anfängliche Zustand der Menschen in vielerley Absicht verschieden war, so mußten es auch die Triebwerke ihrer ersten Kultur seyn. Die äußern Umstände, worinn die Menschen sich befanden, bestimmten so damals, wie gegenwärtig, die Gegenstände, die zur Befriedigung der ihnen eingepflanzten Triebe der Ernährung und Erhaltung dienen konnten, und schrieben ihnen zugleich die Mittel und Geschäfte vor, die nöthig waren, um sich solcher Gegenstände zu bemächtigen und zu versichern.

Diese Gegenstände waren die Gegenstände ihrer Bedürfnisse, beschäftigten ihre Aufmerksammerksamkeit und ihren Verstand, bestimmten ihre Gewerbe und Unternehmungen, die Schwierigkeiten aber, die mit Erlangung derselben verknüpft waren, gaben ihren Geisteskräften und Bestrebungen Richtung und Wendung, und durch das alles formirte sich ihre Denkungsart und ihr Charakter.

Die Verschiedenheit der äußern Umstände und des Zustandes der Menschen mußte also sehr verschiedene natürliche Triebwerke ihrer Kultur erzeugen, und war zugleich, in Verbindung mit der großen Verschiedenheit ihrer innern Anlagen und Fähigkeiten, der Grund von der so mannichfaltigen Verschiedenheit der Art der Ausbildung, worinn uns sowohl die ältere als neuere Geschichte die meisten rohen Völkerschaften erblicken läßt. Die Bestrebungen des Geistes, die Wendungen der Verstandskräfte, die Betriebsamkeit, die Voraus-

sehungen,

schungen, und überhaupt die ganze Kultur, ob sie gleich in Ansehung solcher Völker nur erst zu dämmern anfängt, muß nothwendig ganz anders ausfallen, ob dieselben hauptsäch-lich von der Fischerey, oder von der Jagd, oder vom Raube leben, oder ob sie, wie man-che Völkerschaften unter den glücklichen Him-melsstrichen, ihren Unterhalt und ihre Bedürf-nisse bloß von der Mildthätigkeit der Natur, ohne eigene Mühe und Arbeit, geschenkt er-halten.

Nur erst damals, als das Selbstgefühl der Menschen sich bis zu dem Grade erweitert hat-te, daß sie, zur Sicherung ihres Unterhalts und Lebens, es als ein Bedürfniß fühlten, in größere Gesellschaften zusammen zu treten, konnte die Kultur anfangen, sichtbarern Fortgang zu gewinnen. Denn die Gesell-schaft, oder diejenigen, die es sich annah-men, für derselben allgemeine Bedürfnisse zu sorgen, mußten natürlicher Weise anfangen, gewisse Triebwerke entweder selbst zu veranstalten, oder die schon vorhandenen, zu mehrerem Besten des Ganzen, auf gewisse Absichten und Endzwecke zu lenken und anzuwenden.

Eine jede hinzugekommene Verbesserung des äußerlichen Zustandes, und ein jeder vorher unbekannter Vortheil, der daraus entsprang, mußte nothwendig neue Gefühle erzeugen, das Selbstgefühl erweitern, und ein neues Triebwerk der Kultur werden. Die Zähmung und der absichtliche Gebrauch der nutzbaren Thiere, der Ackerbau, die Einführung des Eigenthums, Verkehr und Handel, Schifffahrt, Einführung des Geldes, Vervielfältigung der Stände und Gewerbe, und dergleichen Dinge unzähliche mehr, wurden wiederum mächtige Triebwerke der Kultur, erweiterten die Kräfte und den Gebrauch des Ver-

standes,

standes, und beförderten immer mehr unter den Menschen den angenehmern Genuß ihrer Existenz.

Der letzte Endzweck aller Kultur, die Glückseligkeit des menschlichen Geschlechts, ist überhaupt keine Sache, die auf einmal und auf einerley Weg in gerader Linie zur vollkommnen Wirklichkeit gebracht werden kann. Nur wirkliche Gefühle und Erfahrungen sind die Triebfedern dazu, und diese müssen erst durch gewisse Umstände erweckt, und dann mit Verstand und Klugheit genutzt werden. Es kann daher die Verbesserung des Zustandes der Menschen und ihr gemeinschaftliches Glück nicht anders, als nur stufenweise und langsam, durch unzählige Mittelursachen, bewirkt werden.

Unter Völkern, deren Staat einmal eine sichere Verfassung erlangt hat, giebt es hauptsächlich dreyerley große Triebwerke ihrer Kultur,

tur, welche, wenn sie mit Weisheit veranstaltet, und den jedesmaligen Umständen und Einsichten der sich immer erweiternden Verstandskräfte gemäß eingerichtet und angewendet werden, die ganze Kultur des menschlichen Geschlechts nach und nach immer höher bis zu ihrem Gipfel zu bringen im Stande sind. Diese drey Triebwerke sind, Erziehung oder Pädagogik überhaupt, Gesetzgebung, und Religion.

Die Erziehung beschäftiget sich hauptsächlich mit der Jugend, und hat die Verbesserung und zweckmäßige Bildung des innern Zustandes derselben unmittelbar zum Gegenstande. Sie bearbeitet die natürlichen Anlagen und Kräfte der Seele; erst sucht sie diese zu erwecken, dann zu üben, zu schärfen, und vollkommner zu machen. Sie bringt nützliche Kenntnisse in die Seele, und ist bemüht,

müht, das Selbstgefühl und die Empfindsamkeit zu erweitern, den Neigungen, Begierden und Leidenschaften aber die zweckmäßigste Richtung zu geben.

Aus dem, was oben von den Vollkommenheiten der Triebwerke überhaupt gesagt worden, ist von selbst klar, daß der Erziehungszustand nicht allein mit dem übrigen innern und äußern Zustande der Zöglinge immer aufs genaueste passend seyn muß, sondern daß er auch den künftigen Zuständen derselben so angemessen als möglich eingerichtet seyn muß.

Ist der Erziehungszustand der Jugend, oder sind die Triebwerke, die zur Ausbildung ihrer Seelenkräfte, und zur Beybringung nützlicher Kenntnisse veranstaltet und in Gang gebracht werden, nicht aufs genaueste mit ihrem übrigen innern und äußren Zustande passend, so ist entweder der Unterricht nicht für die rechte Fassung der Jugend, oder er führt für dieselbe kein Interesse mit sich, und kann ihre Aufmerksamkeit weder reizen, noch gehörig beschäftigen. Ist aber der Erziehungszustand nicht den künftigen Zuständen der Zöglinge recht gemäß, so ist alle Bildung, die darauf beruht, wenn sie gleich an sich selbst noch so gut gerathen wäre, doch im Grunde fruchtlos und unnütze, bisweilen gar schädlich.

Der Endzweck der Erziehung muß nothwendig mit dem Endzwecke der Bestimmung eines Jeden aufs genaueste übereinkommen, und muß daher eben so verschieden seyn, als mannichfaltig diese Bestimmungen selbst, nach der Einrichtung und Verfassung eines jeden Staats, seyn können. Die Verschiedenheit in diesen allgemeinen Bestimmungen giebt die Verschiedenheit in der Erziehungsart. Die Fehler, die hierwider oft begangen werden, ziehen

ziehen die nothwendige Folge nach sich, daß Jemand sowohl in Absicht seiner Kenntnisse und Fähigkeiten, als seiner Gesinnungen, Neigungen und Begierden, dem Schul- oder Erziehungszustande, darinn er sich befindet, völlig gemäß seyn, und sich auch darnach auf eine beyfallswürdige Weise betragen kann, der doch, sobald er in einen andern Zustand tritt, und andere Triebwerke auf ihn zu wirken anfangen, das nicht erfüllt, was er zu versprechen schien, in mehr als einer Absicht umschlägt, und oft gar nicht mehr für eben denselben zu erkennen ist.

Die Gesetzgebung, im allgemeinsten Verstande, ist unmittelbar und hauptsächlich ein Triebwerk der Kultur für diejenigen, die aus dem Erziehungszustande und der genauesten Aufsicht Anderer heraus, und in den bürgerlichen Zustand treten. Von derselben überhaupt hängen alle innere Einrichtungen und Verfassungen eines Staats, alle Anordnung der Stände und Gewerbe, alle Arten öffentlicher Geschäfte, und alle Handlungen ab, die Einfluß aufs Ganze und auf andere Mitbürger haben; selbst die Wahl der Gegenstände, sie mögen in der Einbildung oder in der Wirklichkeit bestehen, deren Besitz und Genuß sich ein Jeder zum Bedürfniß macht und gemacht hat, hängen auf gewisse Weise, mit allen ihren Gattungen und Modificationen, von der Gesetzgebung überhaupt ab.

Das Bedürfniß innerer Ruhe, Sicherheit, und Ordnung der Gesellschaft, brachte auch ohne gewaltthätige Anmaaßungen den obrigkeitlichen Stand hervor, in dessen Händen die Gesetzgebung seyn muß. Bey der Befriedigung des Bedürfnisses innerlicher Ruhe und Ordnung, mußte auch das Bedürfniß äußerlicher Sicherheit ein Gegenstand der Vorsorge und der

Beschäf-

Beschäftigung des obrigkeitlichen Standes werden, und dieser Gegenstand leitete unvermerkt die Bemühungen und die Vorsorge der Obrigkeiten nach und nach auf die Vermehrung des Wohlstandes ihrer Nation, um dadurch ein inneres Uebergewicht über andere Völkerschaften zu erlangen.

Die Obrigkeiten, deren Pflicht und Vortheil es ist, die gesammte Wohlfahrt des Staats und den Wohlstand der Bürger desselben beständig vor Augen zu haben, sind ausgerüstet mit der gesetzgebenden Macht, um weise Maaßregeln festzusetzen, wodurch das Wohl des Staats und seiner Bürger befördert werden kann; und was nur das Beste des Staats haben will, daß seine Bürger seyn und werden sollen, das können Obrigkeiten durch weise Einrichtungen, wenn Endzweck und Gesichtspunkt, aus welchen jene fließen, unverrückt eben dieselben bleiben, nach und nach bewerkstelligen.

Vermöge der Gesetzgebung, hat allemal der Staat die Kultur der Bürger ganz in seinen Händen. Durch Beyspiele, Ermunterungen und Gesetze, durch Strafe und Belohnung, Ehrliebe und Eifersucht, durch Erziehung, Schulen und Lehrer, durch Aufsicht und Leitung über Belustigungen, Vergnügungen und Zeitvertreib, kann in kurzer Zeit eine Nation zu einem merklichen Grade der Kultur erhoben werden.

Wenn die Gesetzgebung, als Triebwerk der Kultur betrachtet, auch die Vollkommenheiten dieser letztern an sich hat, wenn die Einrichtungen, die sie macht, die Verfassungen, die sie festsetzt, und die Mittel, die sie zur Verbesserung des Zustandes einzelner Stände vorschreibt, dem gesammten Zustande und den

Umstän-

Umständen nicht allein des ganzen Staats, sondern auch eines jeden Standes in demselben, recht angemessen sind, und wenn sie dabey die wohlthätige Absicht hat, die ächte Kultur und das wahre Wohl eines jeden einzelnen Mitgliedes zu befördern, und auf diese Weise das Bedürfniß des Staats mit dem Bedürfnisse eines jeden einzelnen Bürgers verbindet, so nimmt die ächte Kultur des Volks, so wie der Wohlstand des Staats, in kurzer Zeit außerordentlich zu.

Sobald die Gesetzgebung die wahre Wohlfahrt des Menschen recht trifft, sichere Mittel dazu vorschreibt, und Endzweck und Mittel in den Zustand der Nation weise einzuweben sich angelegen seyn läßt, so geht die Kultur schleunig von Statten. Die ächte und wahre Kultur kann übrigens der wahren Politik keines Staats im Grunde zuwider seyn; und wo sie es zu seyn scheint, und dafür öf-

fentlich

fentlich oder insgeheim angenommen wird, da rächt sie sich unfehlbar durch eine Menge schlimmer Folgen, die zwar nur nach und nach, aber doch unausbleiblich, daher entstehen, und mit der Zeit für das Ganze des Staats immer fühlbarer werden müssen.

Von Vorurtheilen hintergangen, oder von scheinbaren Vortheilen geblendet, wird oft der Wohlstand des Staats aus einem viel zu niedrigen und falschen Gesichtspunkte betrachtet, und dann können freylich gewisse Dinge, die der wahren Kultur und Glückseligkeit einzelner Stände oder Personen im Grunde zuwider sind, eine Zeitlang gewisse anscheinende Vortheile gewähren, über kurz oder lang aber werden die schlimmen Folgen davon doch allezeit jene eingebildeten Vortheile verschlingen, und der Staat wird davon am Ende, wenn nicht noch in Zeiten andre Maaßregeln ergriffen sen werden, unwiederbringlichen Schaden erfahren.

Die dritte sehr mächtige Gattung der Triebwerke der Kultur liegt in der Religion, wenn die wohlthätigen Einflüsse, die sie auf die Glückseligkeit der Menschen haben kann, recht geleitet werden. Nach ihrem wahren Begriff, ist die Religion für alle Menschen, und muß dieselben von ihren zukünftigen Zuständen, die auch noch nach diesem Leben folgen werden, mit Zuverläßigkeit belehren, und ihnen zugleich die unfehlbaren Folgen zu erkennen geben, welche aus ihrem gegenwärtigen gesammten Verhalten, für die Annehmlichkeit oder Unannehmlichkeit jener Zustände, nothwendig entspringen müssen.

Auf je weiter hinaus der Mensch mit Gewißheit seinen Zustand kennt, je lebendiger und wirksamer er sowohl die angenehmen als die unangenehmen Folgen und Einflüsse einsieht, welche sein jedesmaliges gegenwärtiges Verhalten auf sein ganzes künftiges Selbstgefühl nothwendig haben muß, desto zweckmäßiger wird er dasselbe in jedem Fall einzurichten besorgt seyn, und eben dadurch wird er seine ächte Kultur und wahre Glückseligkeit befördern. Alles, was zur Glückseligkeit der Menschen erforderlich ist, wozu sie doch durch die Gesetzgebung nicht wirksam genug vermocht werden können, das bleibt den Triebwerken der Religion überlassen.

Ihr Geschäfte ist also, den Menschen überhaupt, und einem Jeden insbesondre, von jenen Wahrheiten, nach der Fassungskraft, die ein Jeder besitzt, Gewißheit und lebendige Erkenntniß zu verschaffen; sie muß sich also, wenn sie wirksam seyn soll, dem jedesmaligen Zustande und den Kräften und Fähigkeiten eines Jeden anzupassen

zupassen suchen, solchen gemäß müssen ihre Lehren und ihre Beweise eingerichtet seyn, sie muß sich herablassen und auch wieder erheben können. In den ersten Perioden der Menschheit mußte sie mehr sinnlich, und nachher mehr geistig werden.

In dieser Rücksicht betrachtet, ist die Religion, sobald sie jenen Endzwecken ein vollkommnes Genügen leistet, unter allen Triebwerken der Moralität, das Vortrefflichste, und der sicherste Leitfaden für den Menschen, um sich auf die ganze Dauer seiner Existenz glückselig zu machen. Ihr heilsamer Einfluß erstreckt sich auf die ganze Stufenfolge unserer Zustände, und sie ist nicht allein für jenes, sondern auch für dieses Leben nützlich.

Außer den Triebwerken, die durch nähere Bande mit diesen allgemeinen Gattungen derselben verknüpft sind, giebt es noch einige

außer-

außerordentliche Arten derselben, dazu ich alles rechne, was bisweilen zu großen Unternehmungen reizt, die den Wohlstand der Menschen überhaupt oder einer gewissen Nation, auf einmal und gleichsam durch einen Sprung, augenscheinlich viel weiter bringen, und einen ungewöhnlichen Drang und wohlthätigen Enthusiasmus für das Wohl der Welt erzeugen. Dergleichen sind große Beyspiele, das Feuer der Nachahmung, heftige Nationalerschütterungen, und lange gekränktes Naturgefühl derjenigen unwidersprechlichen Rechte, die ein Jeder auf den Genuß eines gewissen Antheils, sowohl an allgemeinen Wohlthaten der für alle Menschen mütterlichen Natur, als an der Freyheit zu denken und zu handeln, hat. Ein mäßiges Antheil an diesen Dingen ist lautes Bedürfniß der Natur, und je länger dieses gewaltsam unterdrückt wird, mit desto heftigerm Gefühle bricht es endlich hervor, und

befeuert

befeuert oft zu den kühnsten und außerordentlichsten Unternehmungen.

Große Beyspiele, in Bescheidenheit gehüllt, bemeistern sich unwiderstehlich des mächtigen Triebes der Nachahmung, der allen Menschen tief eingepflanzt ist, und sind am meisten geschickt, gewisse abschreckende Schwierigkeiten, die sich fast mit allen Veränderungen unsers Zustandes verknüpft finden, überwinden zu lehren; denn gegen Beyspiele, die nichts vom Gepräge des Zwanges und der Vorschrift verrathen, steift sich der Eigensinn des großen Haufens nicht. Nachahmung erzeugt mit der Zeit Gewohnheit, und Gewohnheit wird zum Bedürfniß, und zur Triebfeder der Betriebsamkeit.

Bisweilen sinkt die Kultur, und mit ihr der Wohlstand eines Staats; der belebende Eifer zu Unternehmungen erlischt, die Kräfte fangen an träge zu werden, und der Geist des emporstrebenden Genies einer Nation schlummert. Dann führt oft der Zufall mächtige Nationalerschütterungen herbey, oder vielmehr, es reifen eben zu rechter Zeit gewisse schon von ferne vorbereitete Umstände, davon der Saame in der menschlichen Natur und in menschlichen Verfassungen liegt, die nun auf einmal plötzliche Revolutionen veranlassen, die Bestrebungen des ächten Genies wieder anfachen, die Kräfte des Verstandes ermuntern, und den sinkenden Muth der Nation mit neuen Kräften beleben. In solchen Umständen erzeugen sich Talente, und Männer stehen oft auf, die, von thätiger und edelmüthiger Hitze für das Wohl der Menschen beseelt, mit Verachtung aller Gefahren dem sinkenden Wohlstande mächtige Stützen entgegen stellen, mit ihrem edlen Enthusiasmus ganze Staaten erwärmen, und sie zu unerwarteten neuen Voll-

kommen-

kommenheiten umschmelzen, und neue Quellen der Kultur eröffnen.

§. 203.

Von den Hülfsmitteln der Kultur, und ihren Hindernissen.

Alles, was den glücklichen Fortgang der wahren Kultur erleichtert, und die Menschen gegen die Triebwerke derselben empfindlicher, und sowohl fähiger als geneigter macht, sich durch selbige leiten zu lassen, das sind Hülfsmittel der Kultur Dahin gehört alles, was die Menschen lehrt, ihren wahren Vortheil recht zu beherzigen, ihr Gefühl recht zu verstehen, und sie abschreckt, sich von den Blendwerken berauschender Vergnügungen so hinreissen zu lassen, daß sie darüber dauerhaftere verscherzen, kurz, alles, was die Gelegenheiten zu achtsamen und prüfenden Erfahrungen vermehrt, folglich das Gefühl erweitert, den Verstand aufklärt, und dem Unternehmungsgeiste Nahrung giebt. Durch das alles werden die Menschen vorbereitet, und geschickt, auf dem Wege der wahren Kultur immer größere Schritte zu thun, und vollkommner und glücklicher zu werden.

Dagegen gehört alles, was das Gefühl verengert, und stumpf macht, was den Verstand versinstert, den Geist niederdrückt, und also die wahre Kultur aufhält, sie erschwert, oder gar rückgängig macht, was den Triebwerken ihre Kraft nimmt, und den Wirkungen derselben falsche und unnatürliche Wendungen giebt, zu den Hindernissen der ächten Kultur.

Fast alle Triebwerke wahrer Kultur, und eine jede natürliche Wirkung davon, oder eine jede Verbesserung des menschlichen Zustandes überhaupt, können zugleich als Hülfsmittel der Kultur angesehen werden. Denn alle Verbesserunbesserungen unsers innern und äußern Zustandes, und alle wirkende Ursachen derselben, erleichtern den weitern Fortgang in der Kultur. Jede höhere Stufe, die in der Leiter der Vollkommenheit und des Wohlstandes erstiegen wird, erleichtert das Aufsteigen zu noch höheren, und giebt Aussichten, die Lust und Bestrebung nach immer mehreren unterhalten. Wenn den Menschen einmal über gewisse Vortheile erst die Augen aufgegangen sind, und es ihnen fühlbar wird, daß sie durch gewisse Bestrebungen sich ihren Zustand angenehmer machen können, so arbeitet ihr Geist und ihre Erfindungskraft, ohne sich leicht abwendig machen zu lassen, immer weiter darauf fort, um allen möglichen Nutzen davon zu ziehen.

Es ist also der Begriff eines Hülfsmittels der Kultur bloß ein Beziehungsbegriff, der auf ein jedes einzelnes Triebwerk, aber nur in gewisser Beziehung angewendet werden kann. Denn in so fern ein gewisses Triebwerk der Kultur, und ein verbesserter Zustand des Menschen, gewisse Vollkommenheiten nicht nothwendig, und nicht geradezu durch sich selbst hervorbringt, sondern nur dazu Veranlassung, Gelegenheit und Erleichterung giebt, in so fern ist solches, in Ansehung derselben, nicht sowohl das eigentliche Triebwerk, als vielmehr nur das Hülfsmittel.

Jedes Triebwerk hat seinen natürlichen Endzweck, der aus den Gefühlen, die es nothwendig erregt, und den natürlichen Folgen, die diese nothwendig nach sich ziehen, zu erkennen ist. Hat es diesen bewirkt, er bestehe entweder in Verschaffung gewisser Vollkommenheiten des Geistes, oder in gewissen Verbesserungen des äußeren Zustandes, so ist sein Dienst als Triebwerk verrichtet. Wenn aber nebenher die Menschen dadurch zu gewissen Anlagen,

Einsich-

Einsichten, Geschmack, und Kräften kommen, sich noch andere Vollkommenheiten zu erwerben, und noch andere Verbesserungen ihres Zustandes zu unternehmen, so ist jenes Triebwerk hier nur ein Hülfsmittel, auch vielleicht gar nur eine weit entfernte Veranlassung dazu. Es ist auch schon an sich selbst begreiflich, daß, in Ansehung wahrer Vollkommenheiten, die eine nothwendig zur andern führen muß; denn alle Kräfte und Fähigkeiten des Menschen, sein ganzer jedesmaliger Zustand, und die Art seiner gesammten Erkenntniß und Betriebsamkeit, stehen an sich schon unter einander im geheimen Verhältniß, welches dann in vollem Lichte sichtbar wird, wenn gewisse Gefühle die Seele einnehmen, und sie zu Erreichung ihres Endzwecks alle Kräfte aufbietet. Die Ausbildung und die Kultur eines jener Stücke, oder nur einer ihrer Seiten, kann, wenn hiernächst andere Triebwerke hinzukommen,

men, ungemein behülflich seyn, die zweckmäßige Kultur überhaupt und im Ganzen zu erleichtern und zu befördern.

Einige Triebwerke giebt es, und einige wirklich schon verbesserte Seiten des menschlichen Zustandes, die mehrentheils und vorzüglich bloß als Hülfsmittel der gesunden Kultur, und als Grund und Boden, worauf selbige schnelleren Fortgang gewinnt, betrachtet werden. Dergleichen sind die Erziehung, die Duldung, und die bürgerliche Freyheit.

Der Endzweck aller Erziehung überhaupt ist Erkenntniß, Aufklärung des Verstandes, und Angewöhnung an solche Gesinnungen und solche Art zu denken und zu handeln, die für die künftigen Bestimmungen des Zustandes eines Jeden passend und brauchbar sind. Ist nun Jemand schon von Natur mit guten Anlagen und Fähigkeiten versehen, so wirken die

Trieb-

Triebwerke der Erziehung um so besser und zweckmäßiger auf ihn. Sind hinwiederum Jemandes Fähigkeiten und Gesinnungen durch eine gute Erziehung recht gebildet, und hat seine Erkenntniß und die Empfindsamkeit seines Herzens schon einen weiten Umfang bekommen, so wirken die nachherigen Triebwerke der Kultur, die in den Verfassungen und Anordnungen des Staats, und in der Religion liegen, mit desto besserm und schnellern Erfolge. Je empfindlicher die Springfedern im Menschen sind, desto leichter und vollkommner wird die Wirkung der Triebwerke selbst seyn.

Eine gute und zweckmäßige Erziehung ist demnach eines der vortrefflichsten Hülfsmittel der Kultur, so wie eine verabsäumte und schlechte Erziehung der wahren Kultur die grösten Hindernisse in den Weg legt.

Die Freyheit zu denken, und mit seinen Meynungen über das, was wahr oder falsch, gut oder böse ist, nicht zurückhaltend seyn zu dürfen, ist ein sehr angenehmer Wohlstand des Menschen, und ein Gut, das in dem ersten Zeitalter des menschlichen Geschlechts Jedermann uneingeschränkt besaß, und zum augenscheinlichen Vortheil für die Erweiterung des menschlichen Verstandes, und zur Vermehrung aller Annehmlichkeiten des Lebens, von Jedermann gebraucht wurde. Erst nachher fiengen kurzsichtige ängstliche Besorgnisse für das gegenwärtige und künftige Wohl der Menschen an, diese wohlthätige Freyheit einzuschränken, und eben dadurch zugleich den Prüfungsgeist einzuschläfern, den fernern Fortgang der Kultur zu hemmen, und der frey erschaffene Genius der Wahrheit mußte sich in Fesseln schlagen lassen.

Fast alle kultivirte Staaten ließen sich vormals mehr oder weniger von dergleichen Besorgnissen leiten, und die Wahrheit, die, um vor allen Angriffen sicher zu bleiben, nichts weiter als den ungebundenen Prüfungsgeist zum Gefährten bedarf, mußte sich, da ihr dieser versagt wurde, als wehrlos oder lichtscheu behandeln lassen, und, was sie gar nicht bedarf, sich unter den Schutz bürgerlicher Gesetze gebracht sehen.

Es waren also erst neue Triebwerke nöthig, die mit der Zeit auch entstanden, um die Menschen von neuem in den Besitz und freyen Genuß dieses ihnen ohne Noth entzogenen Guts wieder einzusetzen. Die schädlichen Folgen jener vielleicht gut gemeynten Einschränkungen des Prüfungsgeistes, die von übel verstandener Pflicht, für das Wohl der Menschen zu wachen, herkamen, mußten nach und nach, da der dadurch genährte Aber-

glaube

glaube sein düsteres Haupt immer mehr emporhub, und mit eisernem Zepter die allgemeine Kultur des Verstandes verscheuchte, und durch den Druck der Gewissen Länder entvölkerte, für manche Staaten um so fühlbarer werden, je mehr diese schon Gelegenheit gehabt, die vortheilhafteren Einflüsse der freyeren Denkungsart, und die daher entspringende größere Bevölkerung, als die sichersten Grundsäulen ihrer Wohlfahrt erkennen zu lernen. Diese Erkenntniß, die auf einer fühlbaren Ueberzeugung beruhte, enthielt alle Triebfedern zu Einführung praktischer Grundsätze der Duldung, diese letzte aber entfesselte wieder den Prüfungsgeist, und führte die goldene Freyheit, über Wahrheit und Irrthum unverholen zu denken, wieder in ihre alte Rechte ein.

Daß die allgemeine Duldung eines der wirksamsten Hülfsmittel sowohl für die Aufklärung

klärung des Verstandes, als für den Wohlstand jeder bürgerlichen Gesellschaft überhaupt, sey, ist gegenwärtig schon mehr eine Wahrheit der Erfahrung, als der Speculation.

Allein, die allgemeine Freyheit zu denken würde, bey der Sklaverey der thätigen Wirkungen des Willens, weder recht möglich, noch einmal anzurathen seyn. Was hülfe es dem Menschen, sich von Vorurtheilen befreyt, und seinen Verstand aufgeklärt zu wissen? welchen Vortheil würde es ihm bringen, fühlbar einzusehen, was alles für Annehmlichkeiten seinen gegenwärtigen Zustand, sowohl als seinen künftigen, schmücken und versüßen könnten? was würde es ihm helfen, wenn er die Mittel und Wege kennte, auch die Kraft bey sich fühlte, sich durch Anwendung derselben in jenen angenehmeren Zustand hineinarbeiten zu können, zugleich aber sich durch gewisse schlech-

terdings

terdings einschränkende Verfassungen, und sklavische Einrichtungen, in die Unmöglichkeit auf immer gesetzt sehen müßte, jemals das allergeringste zur wirklichen Verbesserung seines Zustandes selbst beytragen zu können, vielmehr durch Erfahrung überzeugt seyn müßte, daß er sich kaum den gegenwärtigen Zustand durch alle Anstrengung seiner Kräfte erträglich zu machen im Stande sey? Jenes vortreffliche Geschenk, die Aufklärung des Verstandes, und die Entfesselung von Vorurtheilen, müßte nothwendig in diesen Umständen dem Menschen zur größten Quaal gereichen.

Gemeiniglich aber findet sich auch beydes wohlthätiger Weise nicht leicht beysammen. Wäre es aber durch Verfassung oder Gesetz mit einander verknüpft, so würde das Eine, in mancherley Betracht, den Umsturz des Andern allemal bald nach sich ziehen.

Wenn

Wenn die Freyheit zu wollen, und nach Maaßgabe seiner Einsichten und Kräfte für seinen eigenen Wohlstand wirksam zu seyn, hauptsächlich nur in so weit eingeschränkt ist, als es der innere und äußere Wohlstand eines Staats, und die wahren Bedürfnisse desselben, unumganglich erfordern, so bleibt für jeden Stand und für jedes Mitglied desselben, das größte Maaß der Freyheit, worauf auch bey dem höchsten Grade der Aufklärung ein Jeder nur immer Anspruch machen kann, übrig. Diese vernünftige Freyheit vermehrt, in Verbindung mit dem Gefühle eigener Kräfte, den Muth, oder das merkliche Maaß innerlichen Reizes zu wirksamer Thätigkeit.

Wo bey erweitertem Gefühle, aufgeklärtem Verstande, und richtiger Vernunft, zugleich Muth angetroffen wird, da äußert sich zuverläßig die ämsigste Betriebsamkeit, um

von

von allen Seiten her seinen Zustand zu verbessern, mit standhaften und kräftigen Wirkungen. Duldung und Freyheit bringt die Menschen oft zu Aussichten und Gefühlen, zu welchen sie nie durch Unterricht und Speculation gekommen wären. Und so ist die Freyheit zu wollen ein kräftiges Hülfsmittel der wahren Kultur.

Das Gegentheil dieser Hülfsmittel legt dem Fortgange der Kultur allemal große Hindernisse in den Weg, gebiert Vorurtheile und Aberglauben, verfinstert den Verstand, und läßt die Menschen des letzten Ziels ihrer Bestimmung, zum Nachtheil ihrer wahren Glückseligkeit, ganz verfehlen.

Nichts ist aber von so gefährlichen Folgen für die Glückseligkeit der Menschen, nichts der ächten Kultur so sehr zuwider, als wenn unter gewissen Umständen es rathsam scheint, mit Handlungen, die ihrer Natur nach sowohl für

uns

uns selbst, als für viele andere, von ausgemacht bösen Folgen sind, gewisse Reize und Lockungen, oder sonst einen Werth, einen nahen Vortheil, und eine Belohnung nach willkürlichen Absichten zu verknüpfen. Dergleichen Reize sind Triebwerke, die alle Moralität ersticken, und die Natur der Menschen ganz umkehren. Wie oft aber werden nicht noch Laster belohnt, und Frevelthaten bezahlt!

§. 204.

Von der Geschichte der Kultur überhaupt.

Man schätzt es unserm Jahrhundert mit Recht zur Ehre, daß, wie Robertson anmerkt, der Geist philosophischer Untersuchungen sich immer mehr, von eiteln oder bloß abstrakten Spekulationen, auf menschliche Geschäfte und Angelegenheiten wendet *). Durch diese glückliche

*) Die Geschichte von Amerika. 2 Band. S. 479.

liche Wendung, hat nicht nur Gesetzgebung, Politik, Handel und Gewerbe, ja der ganze Wohlstand manchen Landes schon vieles gewonnen, sondern auch insonderheit die Geschichte, diese große Schule für Jedermann, hat davon schon manche wohlthätige Wirkung aufzuweisen.

Die Absichten und Endzwecke des Studiums der Geschichte überhaupt sind, nach Beschaffenheit der Bedürfnisse und Neigungen der Menschen, außerordentlich mannichfaltig, daher es auch nicht zu verwundern ist, daß die Behandlungsweise derselben eben so verschieden und vielfältig bisher ausgefallen ist. Je mehr sich aber der Geist der gesunden Philosophie auch über die Geschichtschreibekunst auszubreiten angefangen, desto mehr ist man dabey bedacht gewesen, auch zugleich gründlich auszumitteln, durch welche Folge von natürlichen und moralischen Mitteln und Triebwerken die

Völker und Länder ihre gegenwärtige Aufklärung, Sitten, Künste, Wissenschaften, Staatsverfassung und Wohlstand erhalten haben, oder, was einerley ist, desto mehr hat man sich zugleich bemüht, auch mit der Geschichte der Thaten und Begebenheiten der Völker die Geschichte ihrer Kultur zu verbindeu.

Die Geschichte sowohl überhaupt, als besonders die Geschichte der Kultur, wenn sie gründlich und mit philosophischem Geiste erzählt, giebt allemal den besten und aufgeklärtesten Unterricht von dem, was nicht allein jedweder Mensch für sich selbst noch an sich zu bessern hat, und wie er sein Verhalten in Absicht auf sich und Andere einrichten muß, wenn er immer mehr seinen eigenen wahren Wohlstand in der Welt, und den größten unschädlichen Genuß desselben, befördern will, sondern sie enthält auch geprüfte Lehren und Vorschriften von dem, was für die Gesetzgebung und Staatskunst gehört, und wornach jede Gattung der Triebwerke allgemeiner Kultur am besten beurtheilt, und am sichersten angewendet werden kann. Denn, im Grunde betrachtet, besteht doch die Kultur, wenn sie ganz allgemein genommen wird, in weiter nichts, als in einer geübten und leichten Associirung richtiger Begriffe zu allen vorkommenden besonders wichtigen Geschäften und Angelegenheiten des menschlichen Lebens, und in leichter Erwecfung und Beygesellung natürlicher Gefühle, um jenen Begriffen, und den Einsichten, die sie uns darreichen, gemäß zu handeln, und um alle daher entspringende Vorsätze mit genugsamer Kraft auszuführen. Diese Eigenschaften müssen sich im Ganzen allemal an einem Jeden wahrnehmen lassen, dem Kultur zugeschrieben wird, obgleich bisweilen der kultivirteste Mensch eben so unvorsichtig und zweckwidrig

handelt,

handelt, als der unkultivirteste. Was aber kann wohl eine richtigere Einsicht in die Folgen unserer Handlungen geben, was besser unsere Voraussehungen in die Zukunft erweitern, und in allen Fällen, da wir zu handeln haben, eine stärkere Veranlassung zu wirksamen analogischen Gefühlen geben, als die Geschichte voriger Zeiten?

Es kann aber auch die Geschichte der Kultur für sich allein betrachtet werden; und wenn dabey der allerroheste Zustand der Menschen nach allen veränderlichen Bestimmungen, die entweder vom Klima, oder von der verschiedenen Art und Weise, sich den Lebensunterhalt zu verschaffen, herrühren, zum Grunde gelegt, und sodann die allmälige Stufenfolge derjenigen Triebwerke aufgesucht wird, die thätig gewesen sind die Menschen nach und nach in Umstände zu bringen in welchen ihr Gefühl auf eine immer mannichfaltigere Weise beschäftiget, und dadurch sowohl das Selbstgefühl als die Kräfte des Verstandes immer mehr erweitert worden, ja wenn endlich auch dabey zugleich Bedacht genommen wird, nachzuforschen, welche Vortheile des äußern Zustandes daher nothwendig ein Bedürfniß der Menschen geworden sind, wie der Wohlstand derselben zugenommen, und die gegenwärtige Gestalt bekommen, so entsteht eine philosophische Geschichte der allgemeinen Kultur der Menschen.

Eine solche Geschichte der Kultur ist die wahre Geschichte der Menschheit, so wie die Geschichte der Bedürfnisse des Menschen die Geschichte des menschlichen Verstandes enthält. Wer die menschliche Natur kennt, und die Gefühle in ihren Folgen und Wirkungen studirt hat, dabey aber auch aus den allmälig veränderten Einrichtungen in der Welt die jedesmaligen

maligen Bedürfnisse der Menschen herzuleiten, und die Gründe und Ursachen solcher Veränderungen richtig anzugeben weiß, der würde eine ziemliche Kenntniß der Geschichte des menschlichen Verstandes besitzen.

§. 205.

Von den Bestimmungsgründen, nach welchen die Perioden in der Geschichte der menschlichen Kultur abgetheilt werden können.

Die Aehnlichkeit, welche sich in dem Wachsthum an Erkenntniß und Kräften einzelner Menschen, und des Menschengeschlechts, als ein Ganzes betrachtet, überhaupt bemerken läßt, hat Anlaß gegeben, die Geschichte der Menschheit, so wie einzelner Menschen, nach dem Zeitalter der Kindheit, der Jünglingsjahre, und des männlichen Alters einzutheilen. „So wie „der einzelne Mensch, sagt Robertson *), von

*) Geschichte von Amerika. 1 Band. S. 354.

„der Unwissenheit und Schwachheit eines Kin„des zur Stärke und Reife des männlichen „Verstandes heranwächst, so kann man auch „am Menschengeschlechte ein ähnliches Wachs„thum bemerken. Auch dieses hat seine Kind„heit, während welcher verschiedene von den „Seelenkräften noch nicht entwickelt, und alle „in ihren Wirkungen noch schwach und un„vollkommen sind.“

So in die Augen fallend aber auch von einer gewissen Seite diese Aehnlichkeit seyn mag, so darf sie doch nicht, ohne Gefahr mancherley Irrthümer zu begehen, zu weit ausgedehnt werden.

Es ist ein Unterschied zu machen zwischen derjenigen Erkenntniß und denjenigen Kräften der Menschen, die entweder gar keiner, oder nur derjenigen Vorbereitung bedürfen, welche in jedem Zustande die tägliche Erfahrung ver-

schafft,

schafft, um gleich in vollem Lichte zu stralen, und denjenigen, die nicht anders als nach und nach, durch geflissentliche Anstrengung und durch Unterricht entwickelt, und zu einem merklichen Grade der Vollkommenheit gebracht werden können. Die ersten müssen in jedem Zeitalter, und schon in der Kindheit des menschlichen Geschlechts, sichtbar seyn, die letzten aber fangen erst mit dem Fortgange der Zeit an, sich zu äußern. Ein feuriger Geist und eine feine Empfindungskraft sind Talente, die ohne Kultur und Vorbereitung eben sowohl in dem ersten Zeitalter der Menschheit, als in spätern Jahrhunderten, erzeugt werden. Lebhaftigkeit der Empfindungen, Kühnheit in Vergleichungen und im Ausdruck, Muth in Unternehmungen, sind Vollkommenheiten, die im höchsten Alterthum sowohl, als in neueren Zeiten, angetroffen werden. Auch in der Kindheit des Menschengeschlechts konnte es Männer mit männlicher Entschlossenheit geben. Aber feine Bemerkungen des Schicklichen, und alles, was diesen Begriff voraussetzt, systematische Zusammenkettungen abstrakter Begriffe, und überhaupt alle Art der Erkenntniß oder der Bestrebung, welche schon den Zustand eines erhöhten Wohllebens voraussetzen, sind nicht das Antheil des ersten Zeitalters der Menschen.

In dem rohen Zustande des Menschen sind seine Gefühle und Bestrebungen wenige, aber deshalb nicht alle schwach. Auch in jenem Zustande wird es unter dem milderen Klima mancher Gegenden Asiens starke, kraftvolle und muthige Männer gegeben haben, ja es war nothwendig, daß solche aufstehen mußten, da die Vertheidigung gegen reißende Thiere oft zum Bedürfniß daselbst wurde. Stärkere Bedürfnisse aber erzeugen stärkere Leidenschaften und Begierden, reizen stärker zu großen Unternehternehmungen, und sind stärkere Uebungen des Verstandes und der Vernunft.

Außerdem aber finden sich noch zwey merkwürdige Verschiedenheiten in Ansehung des Alters einzelner Menschen und des Menschengeschlechts überhaupt.

Der einzelne Mensch muß nothwendig in den späteren Perioden seines Lebens, wie am Leibe, so am Geiste wieder schwächer werden. Wenn in männlichen Jahren sein Körper den höchsten Grad der Kraft, und sein Geist die größte Stärke erlangt hat, so nehmen beyde an Kraft und Munterkeit wieder ab. Der zu großen Unternehmungen erforderliche Muth erlischt nach und nach, nnd die standhafte Entschlossenheit, die in zweifelhaften Gefahren so nothwendig ist, verliert sich. Der Geist wird mit der Zeit wieder kindisch, und der einzelne Mensch geht in Absicht aller seiner Vollkommenheiten

heiten wieder rückwärts. So geht es aber dem Menschengeschlechte nicht. Dieses, im Ganzen betrachtet, nimmt an Vollkommenheit und ächter Kultur desto mehr zu, je länger es dauert. Nicht allein die Kräfte des Verstandes und die Vollkommenheiten des Geistes, sondern auch der äußere Wohlstand und die Glückseligkeit desselben, sind in immerwährendem Wachsthum. Und derjenige würde unfehlbar eine Thorheit behaupten, der hier Gränzen finden oder festsetzen wollte. Eine unparteyische Vergleichung der verschiedenen Zeitalter der Welt wird in Ganzen diese Wahrheit bestätigen, wenn sie gleich nicht im Einzelnen auf jede Nation, und auf jede Gattung der Erkenntniß oder des Wohlstandes, zu aller Zeit angewendet werden kann.

Die zweyte merkwürdige Verschiedenheit findet sich sowohl in Absicht der Gegenstände

der

der Bestrebung, als der Art und Weise sie zu begehren. Wenn der einzelne Mensch betrachtet wird, so ist der Jüngling immer geschäftig, die Gegenstände seiner Triebe und Neigungen auf alle Art und Weise mit Hülfe der Phantasie auszuschmücken. Je stärkere Empfindungen er hat, desto mehr jagt er eingebildeten Reizen nach, und seinen herrlichsten Genuß machen oft bloß die Bilder seiner erhitzten Phantasie aus. Je mehr er Erfahrung bekömmt, desto mehr verläßt er diese Spielwerke der Einbildungskraft, und kehrt zum Reellen zurück. Das menschliche Geschlecht aber mußte, gleich in den früheren Perioden seiner Existenz, aufs Reelle gehen, und seine Bestrebungen giengen auch wirklich darauf. Es gehörte viel Zeit dazu, ehe dasselbe, überhaupt betrachtet, solche Gegenstände, die von der Einbildungskraft ausgearbeitet und verfeinert waren, zum Ziel

seines

seines Nachdenkens und seiner Bestrebungen machte.

Wenn also in der philosophischen Geschichte der Menschheit die Entwickelung der Vollkommenheiten derselben mit dem Wachsthum und den Lebensbegebenheiten einzelner Menschen verglichen, und die Vergleichung zu weit getrieben wird, so daß dabey nicht genug auf die Folgen und Wirkungen jener Verschiedenheiten geachtet wird, so fließen daraus mancherley Irrthümer, die wirklich dem Fortgange der Kultur schädlich werden können.

Die Kultur hat, wie vorher bemerkt ist, einen zwiefachen Endzweck, die Erweiterung und Berichtigung der Erkenntniß, und den Wohlstand der Menschen, oder, die Vollkommenheit unserer Kräfte, und Annehmlichkeit unsers Zustandes. Beydes ist einer unendlichen Stufenfolge fähig, und kann in alle Ewigkeit erweitert und vermehrt werden. Von beyden ist das Selbstgefühl die wahre Triebfeder, denn nach dem Maaße, in welchem dieses in dem rechten Verhältnisse erweitert wird, kömmt der Mensch jenen Endzwecken und Bestimmungen seiner Natur immer näher.

Die merklichen Grade in der Erweiterung des Selbstgefühls, und die demselben verhältnißmäßig entsprechenden Stufen des Wohlstandes des menschlichen Geschlechts, würden, wenn sie aufgesucht und deutlich angegeben werden könnten, die sichersten Epochen in der philosophischen Geschichte der Menschheit ausmachen. Dabey bliebe aber dem eigentlichen Geschichtsforscher doch noch vorbehalten, die wirksamen Triebwerke in dem Laufe der Natur, und den Begebenheiten der Welt, mit ihren Ursachen und Vorbereitungen aufzusuchen, die nach den weisen Absichten des Urhebers der Schöpfung unauf-

unaufhörlich dahin gearbeitet haben, und noch täglich arbeiten, das Selbstgefühl der Menschen, und ihre Begriffe von sich und ihren Zuständen, immer zu erweitern.

§. 206.

Von den Perioden der Geschichte der Kultur, und der Menschheit.

Im rohesten Zustande der Menschen äussert am allermeisten das Klima seinen mächtigen Einfluß. Ich verstehe aber hier unter Klima nicht bloß die Lage der Länder in Absicht einer rauheren oder milderen Himmelsgegend, sondern auch zugleich alles, was entweder von der besondern Beschaffenheit des Erdbodens, oder der Luft, der Gewässer oder der Wälder herrührt, und auf die Leibesschaffenheit der Menschen, insonderheit aber auf den stärkern oder schwächern Bau ihres Nervensystems, wirkt, und einen unterscheidenden Einfluß darauf beweiset.

Unstrei-

Unstreitig hat die natürliche Beschaffenheit und Mischung der Luft, wenn den Wirkungen, welche daher auf uns und unsere Nahrungsmittel entstehen, nicht durch künstliche Gegenanstalten vorgebeugt wird, oder solche nicht durch eine dazu ausgesuchte Lebensart verbessert oder verschlimmert werden, den größten Einfluß auf den menschlichen Körper, und trägt am meisten zur Stärke desselben und zur Kraft der Nervenorganisirung bey. Sobald sich aber die Menschen über den ersten rohen Zustand zu erheben anfangen, sobald unternehmen sie auch manche Verbesserungen ihres Klima, und wird der Einfluß desselben immer weniger unterscheidend.

Alle Verschiedenheit in den Wirkungen des Klima läßt sich, im rohesten Zustande der Menschen, auf die Erscheinung zurück bringen, daß entweder mehr oder weniger Muthlosigkeit an ihnen zu bemerken ist. Je schwächer die Beschaffenheit der Nerven und besonders der feinern Organisation ist, desto geringer muß auch allemal das Maaß innerlichen Reizes zu thätigen Wirkungen seyn, und desto weniger wird sich auch an solchen Menschen die glückliche Gemüthsbeschaffenheit, die Muth und Munterkeit genennt wird, wahrnehmen lassen.

So sehr sich aber auch der Unterschied des Muths, und die Grade der Zaghaftigkeit, sowohl in den Bestrebungen der Menschen, als in den Beschäftigungen ihres Verstandes, bemerken lassen, und so viel auch daraus in der Geschichte des rohesten Zustandes der Menschen erklärt werden kann, so werde ich doch hier denselben ganz aus der Acht lassen, indem ich nur einige Außenlinien der Geschichte der Kultur angeben will

Erste

Erste Periode.

So lange das Selbstgefühl der Menschen und die Begriffe, die sie von ihrem Ich haben, sich nicht merklich weiter, als auf ihren Körper, ihre nothdürftige Nahrung, den Ort ihres persönlichen Aufenthalts, und allenfalls auf ihre nöthige Bedeckung, erstreckt, so lange sind sie im rohesten Zustande.

Ihre Bedürfnisse sind die nothwendigen Bedürfnisse der Natur, und ihre Triebe einfache unerkünstelte Naturtriebe. Sie handeln nach gegenwärtigen sinnlichen Antrieben, und anfänglich ohne List und Bosheit. Von Bewegungsgründen, welche aus der Zukunft hergenommen sind, kennen sie wenige, denn ihre Voraussehungen reichen nicht weit, und da keine Gefühle darinn liegen, so werden sie auch davon nicht gerührt, und in ihrem gegenwärgenwärtigen Verhalten kann wenig wirksamer Einfluß davon zu spüren seyn.

Ein so sehr eingeschränktes Selbstgefühl gebiert die niedrigste Gattung der Selbstliebe und des Eigennutzes. Denn so lange der Umfang der Gegenstände, die den Menschen anzugehen scheinen, und woran er Theil nimmt, noch nicht beträchtlich über die Gränzen der groben Sinnlichkeit ausgedehnt ist, so lange empfindet er fast für nichts, außer sich selbst, Wohlwollen und Geneigtheit; alles, was er thut, thut er um sein selbst willen, und aus Eigennutz.

Außer den Verbindungen, die der Geschlechtstrieb eingehen läßt, kennen die Menschen in dieser Periode nichts von den großen Vortheilen, welche von andern gesellschaftlichen Verknüpfungen entspringen. Sie sind im Grunde mehr ein Haufen Menschen, der aus Gewohn=

Gewohnheit und angeerbten Familienverbindungen sich bey einander aufhält, als daß sie eine wahre menschliche Gesellschaft ausmachen sollten. Stände unter ihnen und Privateigenthum kann es nicht geben.

Unabhängigkeit und Freyheit schätzen sie, sobald sie Gefahr laufen, eines oder das andere zu verlieren, für ihr höchstes Gut; denn sie kennen die Vortheile der Untergeordenschaft nicht anders, als höchstens in dringenden Gefahren.

Ihre abstrakteste Erkenntniß entfernt sich wenig vom Sinnlichen, denn ihr Verstand beschäftiget sich nur mit den sinnlichen Bedürfnissen, und mit dem, was diese zunächst angeht. Alles übrige sehen sie obenhin ohne Aufmerksamkeit, Interesse und Wißbegierde an.

Alle Handlungen bringen gewisse Veränderungen und Wirkungen hervor. Die Em-

 pfindung

pfindung davon hat ein jeder Mensch in jedem Zustande, und das zwar so oft, und dabey noch die tägliche Erfahrung, daß auch andere Dinge außer ihm gleichfalls Veränderungen wirken, daß sich ihm nothwendig in kurzer Zeit die Idee und das Urtheil aufdringen muß, eine jede Veränderung habe ihre wirkende Ursache. Die Aufsuchung der näheren Ursachen von solchen Veränderungen, welche entweder sehr angenehme oder sehr nachtheilige Wirkungen auf die Menschen äußern, verschafft so sehr in die Augen fallende Vortheile, daß auch in jedem Zustande der Menschen spekulirende Köpfe aufstehen können, die sich mehr als andere auf dergleichen Erkenntniß legen, und also die Vernunft auf eine richtige oder unrichtige Weise kultiviren.

Das Grübeln über die Ursachen solcher Veränderungen, von welchen keine sichtbare

Ursa=

Ursachen wahrgenommen werden, kann auch schon in dem allerrohesten Zustand eine Veranlassung zu abergläubischen Meynungen werden.

Zweyte Periode.

So wie sich der Umfang der Gefühle erweitert, so tritt der Mensch immer auf eine höhere Stufe seiner Kultur. Beydes geschieht natürlicher Weise von selbst, denn indem der Mensch seinen Bedürfnissen ein Genügen leistet, erweitert er sein Gefühl.

Wenn sich das Selbstgefühl, und der Begriff der Menschen von sich selbst, nach und nach so weit ausdehnt, daß Einige schon anfangen auf die Sicherung des Lebensunterhalts und der Gegenstände ihrer Bedürfnisse zu denken, wenn sie schon anfangen die Gründe ihres Verhaltens immer aus der Zukunft herzunehmen, so tritt eine Nation aus der ersten Periode ihrer Kultur in die zweyte; der Umfang ihrer Bedürfnisse, folglich auch der Gegenstände ihres Nachdenkens und ihrer Bestrebungen, muß sich dann schon anfangen mehr zu erweitern.

Wenn gleich eine Völkerschaft hier schon anfängt, sich in mancherley Betracht für Eins zu halten, und ein gewisses Nationalbedürfniß zuweilen schon rege wird, so kann dabey doch auf den untersten Stufen dieser Periode ein Jeder noch unabhängig bleiben. Bloß in dringenden allgemeinen Gefahren unterwirft man sich dem Rathe und der Anführung eines Oberhaupts. Es können auch hier, um eines allgemeinen Bedürfnisses willen, sich schon manche einzelne Glieder auf eine Zeitlang zu gewissen Arbeiten zum Besten des Ganzen bequemen, ohne daß es um deswillen nöthig sey, daß der Stand der Gleichheit aufgehoben, und ein

Unter-

Unterschied der Stände eingeführt werden dürfe.

Aber auf den höheren Stufen dieser Periode fängt es an ein Bedürfniß zu werden, Oberhäupter zu haben, oder es werfen sich welche durch eigene Stärke, Macht und Gewalt dazu auf. Der Stand der Gleichheit fängt an wankend zu werden, und der Saame künftiger Einführung mehrerer Stände keimt.

Ist eine Nation ihrer Lage nach, oder wegen der natürlichen Produkte ihres Landes, in Handelsverkehr mit andern, so kann auch schon ein gewisser Maaßstab des Werths der Dinge anfangen gangbar zu werden, obgleich bey einem Volke, das übrigens noch in dieser Periode der Kultur steht, nicht leicht gemünztes Geld wird anzutreffen seyn, weil Münzwerkstätte weit mehr Künste und Kultur voraussetzen, als hier angenommen werden kann.

Die abergläubischen Meynungen können in dieser Periode schon anfangen einen gewissen Zusammenhang zu bekommen, und es kann sich schon eine Art von Religion, wenn man es so nennen will, nach und nach bilden, welche sowohl auf den Charakter als auf die Verfassungen einer Nation Einfluß äußern wird. Ist der Geist solcher Religion, wie ehmals bey den Mexikanern, grausam, so wird sich derselbe auch in dem Betragen und den Gesinnungen der Nation spüren lassen; ist er aber mehr leutselig und sanftmüthig, so neigt sich auch der allgemeine Charakter des Volks dahin.

Wenn eine Völkerschaft in dieser Periode von andern mehr kultivirten Nationen in Sklaverey und Dienstbarkeit erhalten wird, wenn viel drückende Bedürfnisse durch despotische Einrichtungen in ihren Zustand eingewebt sind, so wird das Aufkeimen edlerer Triebe

noth-

nothwendig ganz erstickt, und das Selbstgefühl kann sich von der edleren Seite unmöglich erweitern. Werden nun gleich in solchen Umständen Schulen angerichtet, und wird darinn auch noch so viel nützliche Kenntniß dem Gedächtnisse eingeprägt, so muß es doch mit solchen Zöglingen eben die Bewandniß wie mit den Indianern in Peru und Mexiko haben; sie werden vielleicht gelehrte Sprachen erlernen, den gewöhnlichen Universitätscursus durchgehen, vielleicht auch denselben mit Beyfall vollenden, weil es ihnen aber dabey allemal an dem rechten Interesse für die beste Anwendung dieser Kenntnisse nothwendig fehlen, und der rechte Trieb nützlich dadurch zu werden mangeln muß, so werden sie für den Staat eben so unbrauchbar überhaupt bleiben, als jene Indianer, bey allen erworbenen Kenntnissen, doch untüchtig zu allen geistlichen Aemtern

tern von den Spaniern gefunden werden *). Denn der recht wirksame Trieb, mit seinen Kenntnissen nützlich zu werden, und das dringende Interesse dabey, das bey öffentlichen Geschäften alle Mühe und Anstrengung überwinden lehrt, selbst die Begierde, dadurch Beyfall zu erlangen, kann nur von dem warmen Antheile, das Jemand an dem Flor und Wohlstande des Staats, dem er dienen soll, nimmt, erzeugt werden.

Dritte Periode.

Wenn das Selbstgefühl der Menschen sich bis so weit ausdehnt, daß der Umfang dessen, was sie als zu sich gehörig ansehen, in so merklichem Grade erweitert worden, daß nun schon das Privateigenthum allgemeiner wird, und mehr und entferntere Voraussehungen Einfluß

*) Robertson Geschichte von Amerika. 2 Band Seite 446.

fluß auf ihr Verhalten bekommen, so erheben sie sich zur dritten Periode ihrer Kultur.

Das Gefühl der Vortheile gesellschaftlicher Verbindungen, in Absicht der Erwerbung und Sicherung des Lebensunterhalts und des Eigenthums, schränkt nunmehr jene erste Neigung zur Unabhängigkeit immer ein. Es werden unverletzliche Gesetze gemacht, und der obrigkeitliche Stand gewinnt größere Macht und mehr Festigkeit.

In den beyden ersten Perioden arbeitete an der Kultur der Menschheit hauptsächlich die Beschaffenheit des Klima und die Lage des Landes; hier kömmt aber noch der feinere Eigennutz und die feinere Selbstliebe überhaupt hinzu, welche aus der Erweiterung der Begriffe des Eigenthums entspringen, und selbst die gesetzgebende Macht fängt an, einen großen Theil der Leitung der Kultur über sich zu nehmen.

Bey dem allen bleibt es aber ein unterscheidender Charakter dieser Periode, daß Alle oder doch die Meisten, noch zufrieden mit dem nothdürftigen Genuß dessen, woran sie vormals gewöhnt worden, die feinern Bedürfnisse des erhöhten Wohllebens nicht kennen, nicht begehren, und keinen Geschmack daran finden.

Mit der Einführung der Gesetze entsteht nothwendig eine gewisse Aufsicht darüber, und zugleich öffentliche Strafen für die Uebertreter. Es vermehren sich also schon merklich die moralischen und politischen Triebwerke der Kultur. Der obrigkeitliche Stand, der für die Nationalbedürfnisse sorgt, zieht nach und nach die Einführung mehrerer Stände, und besonders den bessern Fortgang des Anbaues der Lebensmittel, nach sich. Natürlicher Weise giebt das Gelegenheit und macht es zum

Bedürf-

Bedürfniß, daß gewisse besondere Gattungen der Erkenntniß besser und mehr im Detail ausgearbeitet und erweitert werden. Denn wenn vorher ein Jeder mit Erwerbung seiner eigenen Nahrungsmittel, und mit Sicherstellung seiner selbst, genug zu thun hatte, so müssen nunmehr, sobald ein Stand zu Abhelfung der Bedürfnisse des andern arbeitet, die groben körperlichen Geschäfte des einen oder des andern Standes verhältnißmäßig vermindert werden, und daher für diejenigen Stände, welchen jene Geschäfte abgenommen worden, mehr Muße entstehen, um ihre Geisteskräfte mehr auf die Erweiterung solcher Kenntnisse zu wenden, welche Mittel an die Hand geben, nunmehr auch geringern und weniger lästigen Bedürfnissen der Nation abzuhelfen. Künste und Wissenschaften vermehren sich, und das menschliche Leben bekömmt mehr Annehmlichkeit.

So:

Sobald erst, von einer weisen Gesetzgebung geleitet, gewisse Dinge für Nationalbedürfnisse angesehen werden, so verdrängen sie, je dringender sie scheinen, desto mehr andere Privatgeschäfte und Absichten. Der erfinderische Geist der Nation wird dadurch kräftig erweckt, die Ehrbegierde angespornt, und grosse Männer stehen auf, die ihre Kräfte, ihre Güter, ja ihr Leben, dem gemeinen Besten aufopfern.

In dieser Periode werden auch schon manche Gegenstände zur Untersuchung gezogen, die nicht eigentlich mehr von den groben und nothwendigen Bedürfnissen der Menschen dem Verstande angewiesen werden. Nachzudenken, und durch geübten Verstand sich auszuzeichnen, wird hier schon bisweilen zum Bedürfniß. Schreiben und Rechnen, selbst einige Theile der Mathematik, werden in dieser Periode kultivirt. Es entstehen Schulen, und öffentlicher Unterricht.

Das eingeschränkte Gefühl, der grobe Eigennutz, der übertriebene Hang zur Unabhängigkeit, und die daher entspringende Unlenkbarkeit des Willens, erzeugen nebst dem Gefühl der Ueberlegenheit an Stärke, in den beyden ersten Perioden, den Sklavenstand des weiblichen Geschlechts. Außerdem aber hat auch noch an diesem Zustand desselben der bloß aus Kurzsichtigkeit des Geistes gefaßte Grundsatz Schuld, daß es nämlich nicht leicht möglich sey, sich gegen die heimlichen Hintergehungen dieses Geschlechts in Absicht der Liebestreue anders, als durch eine sklavische Einschränkung des äußern Zustandes desselben, zu bewahren. Man hat es dem weiblichen Geschlechte dadurch unmöglich machen wollen, das männliche zu hintergehen. Allein, dieser Grundsatz zieht allemal ein zahlreiches Gefolge unangenehmer Gemüthsbewegungen für das männliche Geschlecht nach sich. Diese eifersüchtige und mistrauische Wachsamkeit erzeugt nicht allein eine Menge unangenehmer Situationen, sondern verstopft auch die besten Quellen gesellschaftlicher Vergnügungen, und das wirksamste Mittel die Sitten sanft und wohlwollend zu machen. So lange die Weiber in dem Sklavenstand erhalten werden, so lange bleibt die Hälfte des menschlichen Geschlechts ohne wahre Kultur; und das muß für die andere Hälfte nothwendig gleichfalls von übeln Folgen seyn.

Sobald aber das männliche Geschlecht anfangt das weibliche immer mehr als seines Gleichen anzusehen, und demselben ähnliche Rechte zuzugestehen, sobald wird eins der mächtigsten Triebwerke der Kultur der Sitten wirksam. Wenn das eifersüchtige Geschlecht seine Sicherheit gegen Hintergehungen in der wahren Kultur des Frauenzimmers sucht, so werden

den unzähliche Triebfedern gespannt, die sonst schlaff waren, und es erwacht eine Menge Fähigkeiten und wechselseitige Bestrebungen, welche den Geist beschäftigen, die wohlwollenden Gefühle verfeinern, und das Leben angenehmer machen. Der Anfang davon kann in diese Periode gesetzt werden.

Vierte Periode.

Es sind insonderheit dreyerley Kennzeichen merkwürdig, aus welchen sich mit ziemlicher Wahrscheinlichkeit beurtheilen läßt, ob eine Nation schon über die dritte Periode ihrer Kultur erhaben sey.

Erstlich, wenn der Umfang derjenigen Gefühle, die mehr von der Einbildungskraft als von den Sinnen abhängen, sich schon merklich erweitert hat, und also auch das Bedürfniß feinerer Vergnügungen immer dringender, und der Geschmack an dem Genuß eines ausgesuchteren Wohllebens schon mehr allgemein geworden. Wenn ferner, nach Verhältniß jener Bedürfnisse, auch die Industrie und Betriebsamkeit der Menschen immer neue Richtungen und vielfachere Wendungen annimmt, um von jenen Vergnügungen die Quellen immer ergiebiger zu machen, neue zu erfinden, und die gefundenen zu sichern.

Sobald sich in einer Nation diese Umstände bemerken lassen, so werden Wissenschaften und schöne Künste blühen, und eine jede Art des Handelsverkehrs wird nach Beschaffenheit der Lage des Landes betrieben werden. Der Geschmack an den Vergnügungen, welche die schönen Künste, die Industrie und der Handel gewähren, wird sich mehr ausbreiten, und der Genuß dieser Ergötzungen selbst wird ein allgemeineres Bedürfniß seyn. Diese Art des

Wohl-

Wohlstandes einer Nation muß nothwendig gewisse Vortheile über das Ganze des Staats verbreiten, welche nach und nach, und sobald sie fühlbar werden, die gesetzgebende Macht selbst dahin neigen werden, Künste und Handel nicht allein zu schützen, sondern auch alle Arten der Unternehmungen, die auf derselben Vermehrung und Ausbreitung abzielen, zu ermuntern.

Zweytens, wenn der Trieb, neue Erfahrungen zu machen, und die Wißbegierde allgemeiner und immer weniger von gewissen Vorurtheilen der Erziehung, oder einer gar zu sorgsamen Politik, eingeschränkt wird; wenn der Grundsatz, daß nichts in der Welt unserer Kenntniß und Aufmerksamkeit unwürdig sey, und jede Erfahrung und Kenntniß, sie sey von welcher Art sie wolle, unter gewissen Umständen und Verbindungen sowohl für die Wahrheit überhaupt, als für das Wohl der Menschen, nützlich und wichtig werden könne, immer allgemeiner wird.

Erfahrungstrieb und Wißbegierde, oder Bestrebung an Erfahrungen und Erkenntniß zu wachsen und zuzunehmen, beflügeln die Aufklärung des Verstandes, und bringen ihn zur Reife. Den Japanern und Sinesen kann zwar nicht leicht streitig gemacht werden, daß sie nicht in mancherley Rücksicht sich schon bis in diese Periode heraufgeschwungen hätten; allein, weil sie dabey vom Erfahrungstriebe und der Wißbegierde bey weitem nicht so stark beseelt sind, als die Europäer, so stehn sie auch in der Kultur des Verstandes diesen noch weit nach. Von jenen Trieben gedrungen, ist der Europäer geschäftig, in allen Weltgegenden die Natur und ihre Schätze kennen zu lernen, und seinen Verstand mit den Künsten und Wissenschaften jeder Nation zu bereichern, um dadurch seine Vernunft aufzuklären, und Wahrheit und Irrthum überall aufzudecken und in helleres Licht zu setzen.

Drittens, wenn sich der Geist der Beobachtung und der Untersuchung immer mehr aufs Einzelne und aufs Wirkliche in der Natur herabzulassen anfängt. Obgleich der Mensch seine ganze Erkenntniß allein vom Sinnlichen und von der Erfahrung anfängt, so eilt doch sein Verstand in den früheren Perioden der Menschheit mit unbegreiflich schnellem Fluge vom Einzelnen zum Allgemeinen. Er dünkt sich was im Stande zu seyn, beyde Pole der Welt aus einem Gesichtspunkt zu übersehen, und das Reich der Natur und der Wahrheit unter allgemeine Gesetze zu bringen. Er setzt überall Gattungen fest, baut Systeme, und schreibt allgemeine Regeln vor, wornach sich die Geister- und die Körperwelt, Wahrheit und Sittlichkeit, bequemen soll. Mit der Zeit aber erheben unläugbare Erfahrungen wider diese Allgemeinheit ihren Widerspruch, und mäßigen durch die Ueberführung von so manchen begangenen Irrthümern und schiefen Urtheilen die alte eingewurzelte Neigung zum Allgemeinen, und dämpfen nach und nach die zu voreilige Systemsucht. Jener anfänglich kühn geschienene Flug wird nach und nach für das angesehen, was er wirklich war, weil er zu früh geschah, Schwachheit und Kurzsichtigkeit des Verstandes. Ehe die Menschen ausgebreitete Erfahrungen von den Beschaffenheiten, Kräften und Wirkungen der Natur gesammlet hatten, mußte ihrem Verstande nothwendig manche Wahrheit in ganz allgemeinem Umfange erscheinen, die doch nur in einem engen Zirkel der Dinge gelten konnte. Je mehr sich aber der Verstand vom Allgemeinen

meinen wieder aufs Einzelne herabsenkt, und je mehr sich unsere Begriffe nach dem Ursprunge der Erkenntniß bequemen, desto mehr werden wir inne, wie unsicher allgemeine Schlüsse auf eine Thatsache gegründet werden können, und daß jedes Ding in der Natur, und jede Handlung der Menschen, die nach Gefühl und Erkenntniß erfolget, bey aller Aehnlichkeit, die sie mit andern haben, doch eben so ihre besondere und eigene Gesetze, Regeln und Sittlichkeit besitzen, als sie ihre eigene Natur, Ursachen, Wirkungen und Folgen haben.

Der Geist des Details und der Beobachtung gewinnt auf solche Weise, obgleich nur langsam, wieder die Oberhand. Je mehr er sich aber ausbreitet, desto mehr klärt er den Verstand auf, und desto passender werden die Vorschriften und Einrichtungen, die er macht,

 auf

auf menschliche Umstände und Angelegenheiten. Allgemeine Grundsätze und grau gewordene Wahrheiten werden von neuem untersucht, ihre Verhältnisse mehr entwickelt, und genauer bestimmt, und Dinge, worauf vorher nie war geachtet worden, werden interessante Gegenstände der Erkenntniß. Der Prüfungsgeist alter Wahrheiten, und der Beobachtungsgeist, der neue entdeckt, fangen besonders in dieser Periode an, sich mehr auszuzeichnen.

Aber nicht mit gleichem Schritt scheint, besonders auf den ersten Stufen dieser Periode, die Kultur der Gesinnungen, Begierden und des Verhaltens der Menschen Fortgang zu haben. Natürlicher Weise kann auch das nicht leicht anders seyn. Denn, erstlich, bleibt es allemal überhaupt leichter, die Erkenntnißkräfte zu üben und auszubilden, als die Neigungen und den Willen der Menschen zu zweckmäßigen

Wirkungen zu vermögen. Der Triebfedern für die ersteren giebt es in weit grösserer Anzahl, als für die letzten, und dabey findt auch noch der richtige Gebrauch der Erkenntnißkräfte bey weitem nicht so viele und so ansehnliche Widersacher, als die gute und zweckmässige Anwendung der Willenskräfte. Ist die Trägheit des Verstandes einmal überwunden, so liegt der vornehmste Widersacher der ersten darnieder. Aber die zweckmäßigen Richtungen des Willens werden fast bey jedem Schritte von einer Menge Gefühle, welche andere Absichten zum Endzwecke haben, gedrängt, und dadurch auf Abwege geleitet.

Zweytens, giebt auch die Vervielfältigung der feinern Bedürfnisse des Lebens überhaupt vollauf zu thun, und muß nothwendig die Menschen fast ganz mit den Angelegenheiten ihres gegenwärtigen Zustandes beschäftigen. Dabey

bey erregt auch die allmälige Erweiterung des Erfahrungstriebes und der Wißbegierde ungleich mehr und stärkere Triebfedern, welche die Menschen reizen, für die Annehmlichkeiten ihres gegenwärtigen Zustandes Sorge zu tragen, als wirklich in der wahren Ehrliebe, und den Voraussehungen entfernter Zustände, Gefühle enthalten sind, die an sich selbst Kraft genug haben, die Menschen zu bewegen, um des künftigen Vergnügens eines entfernten Zustandes halber den gegenwärtigen Genuß angenehmer Gefühle aufzuopfern, wenn gleich diese an sich selbst nicht von der Güte und Wichtigkeit zu seyn scheinen sollten, als jenes von der Einbildungskraft vorgestellt wird.

Je weiter überhaupt ein Zustand von uns liegt, und je entfernter die Folgen unserer Handlungen, oder je entfernter die Voraussehungen überhaupt sind, je ungewisser sie an sich selbst scheinen, je zweifelhafter ihr wirklicher

Wider=

Widerspruch mit dem gegenwärtigen Genuß angenehmer Gefühle uns zu seyn dünket, und je angenehmer und stärker dabey die gegenwärtigen Gefühle selbst sind, desto schwächer müssen allemal die Triebfedern selbst wirken, die in dem Voraussehen enthalten sind; der Einfluß, den sie auf das gegenwärtige Verhalten der Menschen äußern, kann also, wenn sie für sich selbst genommen werden, nicht anders als sehr geringe seyn.

Dem allen aber ungeachtet können und müssen natürlicher Weise, noch in dieser Periode, sich nach und nach Wege öffnen, wodurch, bey immer zunehmender Erweiterung des Gefühls, die Gesinnungen und Begierden der Menschen immer mehr gebessert, und stufenweise ihr Verhalten zum Besten der Menschheit immer zweckmäßiger geleitet werden wird.

Den ersten Weg öffnet der immer allgemeiner fühlbar werdende Widerspruch des menschlichen Gefühls mit den Absichten und Endzwecken menschlicher Bestrebungen. Das Ziel und die Bestimmung der Menschen ist offenbar Vollkommenheit und Glückseligkeit, und alle ihre Entwürfe und Bestrebungen können auch nach der weisen Einrichtung ihrer Natur, die Mittel dazu mögen noch so verschieden gewählt seyn, doch zuletzt keine andere Absicht und Endzweck haben, als sich immer vollkommener und glücklicher zu machen. Sobald nun der Mensch unzweckmäßig und jenen Bestimmungen seines Daseyns zuwider handelt, sobald muß auch der Erfolg dieser Bestrebungen seinen eigenen dabey zum Grunde liegenden Absichten ganz zuwider ausfallen, und im Widerspruche mit denselben stehen. Dieser Widerspruch macht sich mit der Zeit, wenn er gleich anfänglich noch so fein und unmerk-

merk-

merklich wäre, doch sehr fühlbar, und muß am Ende die Menschen von ihrem Irrthum, und der Eitelkeit ihrer Bestrebungen, unwiderstehlich überzeugen.

Auf diese Weise kann sich, zum Beyspiel, das Gefühl der Nichtigkeit aller übertriebenen Verfeinerung menschlicher Bedürfnisse, und gränzenlosen Vervielfältigung der Gegenstände derselben, nach und nach immer allgemeiner ausbreiten. Es ist wahr, anfänglich scheint die Erweiterung der Bedürfnisse, und derselben Befriedigung, offenbar die Annehmlichkeiten des Lebens, und den ganzen Wohlstand der Menschen, zu vermehren; und bis auf einen gewissen Grad derselben thut sie das auch wirklich. In der Folge aber, wenn der Bedürfnisse immer mehr, und die Bestrebungen darnach immer eifriger und allgemeiner werden, wenn die Gemüther d r Menschen und alle ihre Kräfte sich immer mehr damit beschäftischäftigen, so läßt sich bald fühlen, daß die Begierden darnach unersättlich bleiben, der Genuß aber zwar oft bis zum Ekel, jedoch nie bis zur wahren Befriedigung, gebracht werden kann. Wohin aber die beständige Vermehrung und Verfeinerung der Bedürfnisse des menschlichen Lebens, und das eifrige Nachjagen der immer fliehenden Befriedigung derselben endlich führt, das lehrt die Geschichte des alten Roms genugsam, und zeigt, daß, was der Mensch sich auf solche Weise mit vieler Mühe erringt, dem Endzweck ganz und gar widerspricht, den er sich dadurch zu erreichen vorgesetzt hatte.

Auf der andern Seite läßt sich auch bald gewahr werden, daß, obwohl, bey sich immer erweiterndem Umfange der Bedürfnisse des Lebens, die Kultur der Menschheit von einer gewissen Seite, und in Absicht aller darauf

Bezug habenden Kenntnisse, Wissenschaften und Künste, ungemein gewinnen kann, sie doch wieder in Absicht vieler anderer wichtiger Kenntnisse, ganz verabsäumet bleiben muß. Insonderheit wird sie, was die gemeinschaftlichen und wechselseitigen Bestrebungen für den wahren Wohlstand und das Beste anderer Menschen betrifft, wo nicht rückwärts gehen, doch sicherlich stehen bleiben. Denn je mehr eines Jeden Sorge und Betriebsamkeit für die Befriedigung seiner eigenen sich täglich vermehrenden Bedürfnisse zunimmt, desto weniger ist er um das Wohl Anderer bekümmert, sondern vielmehr nur darauf bedacht, eines jeden Andern Fähigkeiten und Kräfte allein für sich selbst zu nutzen. Auch diese Disharmonie, die bey der übrigen Aufklärung und Ausbildung deste auffallender werden muß, kann bisweilen Gefühle erwecken, und Umstände veranlassen, die der Kultur der Menschheit eine glücklichere Wendung geben.

Der zweyte Weg, auf welchem zur Verbesserung ihrer Gesinnungen und Neigungen die Menschen geleitet, und sie bewogen werden können, ihr Verhalten immer mehr den eigentlichen Endzwecken der Kultur der Menschheit gemäß einzurichten, macht sich nur nach und nach, so wie Aufklärung und Empfindsamkeit sich mehr verbreitet, allgemeiner kenntlich.

Es ist unläugbar, daß, wenn die Menschen eine vollkommene Kenntniß der künftigen Zustände ihrer ganzen Existenz, und eine richtige Einsicht der Folgen ihrer Handlungen in Absicht ihrer Glückseligkeit hätten, wenn sie dabey überzeugt fühlten die Mittel in ihrer Gewalt zu haben, wodur sie sich eine immer angenehmere Zukunft verschaffen könnten, und wenn zugleich diese Kenntnisse, in jedem Fall,

in

in welchem es auf Handlungen ankömmt, allemal von solchen Gefühlen und Triebfedern begleitet würden, welche verhältnißmäßig hinlängliche Kraft besäßen, um ein jedes andere Gefühl und jeden andern Reiz, welche sie misleiten könnten, zu verdrängen oder doch unwirksam zu machen, so würden sie gewiß in jeden Umständen allemal das Beste thun; alle ihre Gesinnungen, Neigungen und Begierden, würden sich allein auf jene mächtigere Gefühle gründen, und ihr gesammtes Betragen würde alsdann zuverläßig mit jenen großen Bestimmungen der Vollkommenheit und Glückseligkeit durch und durch übereinstimme, und allezeit zweckmäßig eingerichtet seyn.

So aber liegt, wie schon oben bemerkt worden, in keiner Voraussehung an sich selbst betrachtet, das ist, so wie der Verstand allein und ohne Mitwirkung der Einbildungskraft sie einsieht, ein unmittelbares Gefühl, sondern jedwede Voraussehung muß, wennn sie wirksam seyn, und auf unser Verhalten Einfluß haben soll, von einer andern Seite her erst mit rührenden Beziehungen oder mit Gefühl verknüpft und gleichsam in ein sinnliches Anschauen verwandelt werden. Daher sind denn auch für den rohen noch wenig kultivirten Menschen Strafe und Belohnung, oder Schrecken, Furcht und Hoffnung, *und andere analogische Gefühle*, die mit Bildern der Einbildungskraft ausgeschmückt worden, fast die einzigen sichern Triebfedern, die seinen Voraussehungen einige Kraft und Wirksamkeit in Absicht seines gegenwärtigen Verhaltens mitzutheilen im Stande sind.

Je mehr sich aber erst die wahre und ächte Empfindsamkeit bildet, und unter den Menschen allgemeiner auszubreiten anfängt, desto mehrere und feinere angenehme Beziehungen einer jeden guten und zweckmäßigen Handlung mit

mit der menschlichen ganzen Natur werden fühlbar wahrgenommen, und dünken, indem sie das Herz mit innerlicher Ruhe, Vergnügen und Zufriedenheit erfüllen, dem Empfindsamen allein schon Belohnung genug für alle seine guten Thaten zu seyn. Daher die edelmüthigen Grundsätze, daß das Gute um sein selbst willen, und ohne Hinsicht auf *Vortheil und Belohnung, vollbracht werden* müsse, und die Tugend ihre eigene Belohnung sey. Zwar wird der Kenner der menschlichen Natur, der nicht von falschem Glanze sich blenden läßt, leicht einsehen, daß, wenn die Güter und Vortheile, die sich der Mensch als Folgen seines Verhaltens selbst zuziehen kann, ihrer Natur und Werthe nach gehörig klassificirt werden, jene Grundsatze, um keine falschen Urtheile zu veranlassen, noch manche nähere Bestimmungen erhalten müssen.

Weil es aber, besonders was die heilsamen Bestrebungen betrifft, die das gemeinschaftliche Glück und den Wohlstand anderer Menschen befördern, auch selbst mit diesen begleitenden und jenen Hülfsgefühlen, in Absicht des hinlänglich wirksamen Erfolgs, noch immer eine misliche Sache bleibt, und dergleichen Gefühle unter gewissen Umständen oft schwer erwecket, noch schwerer aber allemal mit hinreichender Kraft belebt werden können: so ist noch auf eine andere Art, nach weiser Einrichtung des Laufs der Welt, dafür gesorgt worden, daß die Menschen, wenn sie nur aufmerksam seyn wollen, und dabey kein ganz stumpfes Gefühl haben, immer von Zeit zu Zeit zu solchen Gesinnungen gebracht, und zu solchen Unternehmungen angereizt werden, welche die Vollkommenheit und den Wohlstand des menschlichen Geschlechts weiter befördern und erheben.

Es entspringen nämlich unmittelbar aus den Wohlthaten, die dem menschlichen Geschlechte geschehen, aus den reellen Vollkommenheiten, wozu dasselbe wirklich erhoben wird, und aus allen Gattungen des verbesserten Zustandes der Menschen und der menschlichen Gesellschaften, fast allemal neue sich schon gleich gegenwärtig äußernde Vortheile sowohl für das Ganze, als für einzelne Glieder, welche, wenn sie ein feiner und scharfsichtiger Beobachtungsgeist sorgsam aufsucht, und die Kunst versteht, das Gefühl der Menschen darauf aufmersam zu machen, nicht allein iene wohlthätigen Unternehmungen mit Kraft unterstützen, sondern auch wieder neue Triebwerke werden können, um von Stufe zu Stufe den Wohlstand des menschlichen Geschlechts noch höher zu bringen.

Diese Vortheile, davon schon allemal ein Theil auf Erfahrung beruht, liegen nicht so gar weit aus dem Gesichtskreise, daß nicht die Voraussehung derselben leicht sehr interessant gemacht werden könnte. Es kommt dabey nur darauf an, daß sie von aufmerksamen und kundigen Beobachtern aufgesucht, die wahren und reellen Beziehungen derselben auf den gegenwärtigen Wohlstand der Menschen in ein rechtes Licht gesetzt, und was das vornehmste ist, daß sie insonderheit denen, durch deren betriebsame Thätigkeit sie erworben und verbreitet werden können, recht zum Gefühl des eigenen Vortheils gebracht, und ihnen nach und nach zum Bedürfniß gemacht werden. Der Mensch ist nun einmal so; er ist, und das zwar auf eine untadelnswürdige Weise, nie so eifrig, und mit so warmem Herzen für das Beste Anderer werkthätig, als wenn er zugleich fühlt, daß seine eigene Vollkommenheiten, und sein eigener gegenwärtiger Vortheil dabey mit interessirt ist Vom Gefühl des eigenen Vortheils geleitet, kann auf diese Weise oft derjenige, dem der Wohlstand und die Glückseligkeit Anderer wenig am Herzen liegt, äußerst getrieben werden, seine Kräfte und Bestrebungen ganz zum Besten Anderer zu verwenden; er kann bey seinen Unternehmungen allein seine eigene Bedürfnisse und seinen eigenen Vortheil zur Absicht haben, und dabey doch im Grunde eben dadurch ein kräftiges Werkzeug seyn, das Glück und den Wohlstand der Menschheit zu befördern. Wenn aber, neben dem treibenden Gefühl nach eigener Vollkommenheit und eigenem Vortheil, zugleich in einem empfindsamen Herzen auch Wollust über das Glück seiner Nebenmenschen, und innige Freude, dazu behülflich zu seyn, wohnt, so gebührt solchem Menschen der ehrwürdige große Name eines Menschenfreundes.

Welchen Dank verdienen nicht jene Menschenfreunde, deren scharfsichtiger Beobachtungsgeist es zuerst eingesehen, und die es dann ganzen Staaten fühlbar zu machen bemüht gewesen, daß derselben eigener größter Vortheil es sey, volkreich zu seyn! sie haben dadurch einem ansehnlichen Theile der Erde, das beste Gut der Menschheit, die Freyheit zu denken und die Duldung erworben. Dank sey es auch denen, die zuerst den Menschen über die höchst wichtigen Vortheile die Augen geöffnet, welche selbst mitten im Kriege vom Leben und der Freyheit der Feinde gezogen werden können; sie haben der Welt edelmüthige Schonung der Feinde, und menschlichere Kriege zuwege gebracht.

Aber, wenn wird der edle Menschenfreund aufstehen, der es dereinst der Welt in seinem ganzen Umfange recht fühlbar machen wird,

daß

daß der größte Flor und Wohlstand benachbarter Staaten allemal auch zugleich den selbsteigenen höchsten Wohlstand eines jeden Landes ausmache, und daß ganze Völkerschaften, sie wohnen in welchem Welttheile es wolle, frey und brüderlich behandelt, jedem andern Lande und jeder andern Nation unendlich grössere und weit wichtigere Vortheile verschaffen können, als welche unter immerwährendem Misklang des menschlichen Gefühls, vom eisernen Sklavenstande derselben mit blutigem Schweiß befleckt, eingeärndtet werden? Wenn wird das Glück edler Bruderliebe und vernünftiger Freyheit sich über den Erdboden ausbreiten, und wenn die Menschheit sich zu einer höheren Periode ihrer Kultur erheben? Oft gehen die Einsichten des Verstandes vor den Gefühlen voraus, und bleiben Spekulation ohne Wirksamkeit, oft aber lehren Gefühle dem Verstande

stande Weisheit, und Bahnen der Theorie den Weg.

§. 207.

Von den Schwierigkeiten, den eigentlichen Stand einer Nation auf der Leiter der Kultur zu bestimmen.

So schwer es ist, den allmäligen Fortgang einer Nation auf dem Wege der Kultur genau zu bemerken und abzumessen, eben so vielen und noch mehr Schwierigkeiten ist es unterworfen, die Periode und die eigentliche Stufe mit Zuverläßigkeit anzugeben, wo sich in Absicht ihrer Kultur die Menschheit überhaupt, oder eine gewisse Nation, in einem gegebenen Zeitpunkt befindet. Man muß sich daher hüten, nicht zu voreilig hier zu entscheiden.

Eine Periode der Kultur geht so unmerklich in die andere über, daß dazwischen keine feste Gränzlinie mit Zuverläßigkeit angegeben werden mag. Selbst in den früheren Perioden

den der Kultur eines Volks läßt sich oft ganz unerwartet schon die Dämmerung solcher Begriffe und Verfassungen entdecken, die unter andern Umständen nur Kennzeichen schon ganz polizirter Nationen sind. Das glückliche Genie eines scharfsichtigen Beobachters kann, wie Robertson die richtige Anmerkung macht *), durch Umstände, die uns unbekannt sind, erweckt oder unterstützt, Anstalten eingeführt haben, die man selten irgend anderswo als in sehr verfeinerten Gesellschaften antrifft. Dieser Fall aber wird sich doch nicht leicht in einer Völkerschaft ereignen, die sich noch in der ersten Periode ihrer Kultur im ganz rohen Zustande befindet. Denn, um Anstalten einzuführen, müssen schon Oberhäupter vorhanden seyn, die entweder durch Gesetze und öffentliche Einrichtungen, oder durch Beyspiel und Ansehn,

*) Geschichte von Amerika. 2 Band. S. 349.

Ansehn, den Geist der Nation zu lenken und zu führen vermögend sind. So lange das nicht ist, so lange bleiben die besten Kenntnisse einzelner Personen ungenutzt, und sind höchstens vergrabene Schätze, die nur bey besonderer Gelegenheit wieder gefunden und in Umlauf gebracht werden. Die besten Einsichten bloßer Philosophen richten gemeiniglich, an sich selbst, auf die Sitte und den Wohlstand eines Volks wenig aus, wenn sie nicht Umstände veranlassen, die auf den äußern Zustand der Menschen Einfluß haben.

Einzelne Kennzeichen, wenn sie auch an sich selbst nicht zweydeutig sind, reichen nicht zu, den Grad der Kultur eines Volks im Ganzen genau anzugeben. Denn nicht mit gleichem Schritt geht die Kultur in Absicht aller Gegenstände, mit denen sie es zu thun hat, fort. Oft steht ein Volk, in Ansehung mancher Kenntnisse und Sitten, in dieser, und wieder, in Ansehung anderer, in einer anderen Periode. Auch gewisse Stände in jedem Staate, und unter diesen allemal mehr gewisse Personen, und das zwar die, welche am wenigsten Vortheil oder Nachtheil von gewissen Gesinnungen, Kenntnissen und Bestrebungen zu erwarten haben, werden immer einige Stufen niedriger auf der Leiter der Kultur stehen, als andere, die mehr Vortheil davon haben, und mehr Antheil an dem Wohl und Besten des Ganzen nehmen. Bey der Vergleichung der Kultur mehrerer Völker, müssen folglich die ähnlichen Stände derselben mit einander in Vergleichung gestellt werden. Denn es kann zwar geschehen, daß die Gelehrten einer Nation, und die, welche Antheil an den öffentlichen Vortheilen und Geschäften nehmen, in Absicht der Aufklärung des Verstandes, es an-

andern Nationen weit zuvor thun, und einen größern Glanz auf die ihrige verbreiten, dagegen aber können die niedrigen Stände, was sowohl die Aufklärung des Verstandes als den wahren Wohlstand betrifft, jenen weit nachstehen.

Wenn eine Nation sich aus einer niedrigern Periode der Kultur in eine höhere erhebt, so trägt sie unvermerkt noch ein gut Theil Barbarey gewiß mit hinüber. Denn gewisse Systeme, es sey, daß sie das betreffen, was für Vollkommenheit, Glück und Wohlstand geachtet wird, oder, daß sie bloß auf die Mittel gehen, diese Endzwecke zu erreichen, werden, wenn sie vormals gute Wirkung gethan, und durch die Länge der Zeit nun gleichsam ehrwürdig geworden, nur langsam wieder aufgegeben, ob sie gleich auf die gegenwärtigen Umstände nicht mehr passen.

Dieses Uebel zieht noch ein schlimmeres nach sich. Es wird nämlich, indem nun auf der andern Seite Verstand und Vernunft durch mehr Uebungen erweitert, und die menschlichen Begriffe überhaupt mehr aufgeklärt und vermehrt worden, oft sichtbarlich viel Vernunft verschwendet, um jenen Ueberbleibseln von Barbarey, zumal sobald Hand angelegt wird, sie auszurotten, einen scheinbaren Anstrich von Aufklärung und gesunder Vernunft zu ertheilen. Diese Bestrebungen erzeugen dann auf der einen Seite eingensinniges Beharren bey verjährten Vorurtheilen, auf der andern aber geben die dadurch erkünstelten Blendwerke oftmals Gelegenheit, daß solche sich eine Zeitlang noch fester einwurzeln. Denn auf die Dauer reicht das doch nicht zu, der Anstrich verwittert, und die Blendwerke zerstäuben; über kurz oder lang thun sich allemal günstige Umstände hervor, die dem vermehrten Lichte des Verstandes einen Weg öffnen, um auch den großen Haufen von seiner bisherigen Täuschung zu überführen.

Selbst die Religionsbegriffe eines Volks, allein genommen, gehören zu den unsichern Kennzeichen, um daraus den eigentlichen Grad der Kultur desselben abzunehmen. Robertson bemerkt richtig, daß lange nachdem die Begriffe der Völker schon angefangen haben sich zu erweitern, und ihre Sitten sich zu verfeinern, sie doch noch abergläubischen Lehrbegriffen anhängen, die sich auf die ersten rohen Meynungen früherer Zeiten gründen *). Einmal aufgenommene und eingeführte Religionsbegriffe, sind das Eigenthum des gemeinen Mannes und großen Haufens, bis auf den sich der Fortgang der Kultur des Verstandes allemal

am

*) Geschichte von Amerika. 2 Band Seite 350.

am spätesten erstreckt. Und diese ihm aus Händen und Kopfe zu winden, und bessere dafür unterzuschieben, erfordert viel Weisheit und große Behutsamkeit, sonst widerspricht der Erfolg geradezu der Absicht. Wo sind aber allemal weise und behutsame Reformatoren? Grobe oder abergläubische Religionsbegriffe und Meynungen, wenn sie, den Bedürfnissen früherer Perioden gemäß, durch Gesetze autorisirt, das Vorrecht der Unverletzlichkeit erhalten haben, ziehen unter einem übrigens aufgeklärten Volke allemal heimlichen Spott und sogenannte Freydenkereyen nach sich. Weder diese noch jene können einen Maaßstab der Kultur abgeben, aber ihr widersinniger Kontrast wird allemal eines der stärksten Hindernisse seyn, die der Ausbreitung der Kultur nur in den Weg kommen können.

Wenn also mit einiger Sicherheit der Grad der Kultur eines Volks vergleichungsweise angegeben werden soll, so reichen einzelne Kennzeichen nicht zu, sondern es müssen mehrere, welche sowohl die Aufklärung des Verstandes als den Inbegriff desjenigen Wohlstandes eines Volks angehen, den sich dasselbe durch weise Verfassungen überhaupt und durch eigene Thätigkeit erworben hat, zusammen genommen, und mit der allgemeinen Aufklärung und dem Wohlstande anderer Völker verglichen werden; dazu gehört aber eine mehr als gemeine Kenntniß anderer Völker.

Ende des dritten Bandes.

Anzeige
der vornehmsten Druckfehler.

Seite 65. Zeile 3. muß das Wort: der weggestrichen werden.

— 89. — 1. muß das Wort: anzustellen wegbleiben, und

Ebendaselbst 5. muß hinzugefügt werden: nicht aus dem Wege zu seyn.

— 91. — 13. vor den Worten: in den Schooß ist noch einzurücken: als eine besondere Wissenschaft.

— 101. — 2. anstatt: nie ist zu lesen: doch nur.

— 200. — 8. anstatt: wenn er auch ist zu lesen: indem er.

MIX
Papier | Fördert gute Waldnutzung
FSC® C083411

Kolibri 360 GmbH
Ferdinand-Jühlke-Straße 7
99095 Erfurt, Deutschland
produktsicherheit@kolibri360.de